KATHARINA RAI
Wenn alle Dämme brecnen

KATHARINA RAPPMUND

Wenn alle Dämme brechen

Bekenntnisse einer lausigen Frauenärztin

Pendo München Zürich

Mehr über unsere Autoren und Bücher:
www.pendo.de

MIX
Papier aus verantwor-
tungsvollen Quellen
FSC® C014889

ISBN 978-3-86612-311-3
© Pendo Verlag in der Piper Verlag GmbH, München 2012
Satz: Fotosatz Amann, Aichstetten
Druck und Bindung: Pustet, Regensburg
Printed in Germany

»Der Geist der Medizin ist leicht zu fassen;
Ihr durchstudiert die groß und kleine Welt,
Um es am Ende gehn zu lassen,
Wie's Gott gefällt.«

MEPHISTOPHELES IN GOETHES FAUST

INHALT

AUF INS GEFECHT – EIN VORWORT

Eigentlich wollte ich Piratin werden. Nicht so eine, die mit goldenen Ohrringen und weitem Rock schmachtend auf die Rückkehr ihres schnittigen Freibeuters lauert. Nein, ich wollte selbst mit den Schwertern rasseln, Messer wetzen und Weltmeere befahren. Mit flatterndem Haar unter einem roten Tuch in die Takelage klettern, mich auf fremde Schiffe schwingen und mitten ins Getümmel stürzen. So wie Mary Read, die berühmte englische Freibeuterin des 18. Jahrhunderts, dargestellt wird: mit mehreren Pistolen und einer Axt im Gürtel, wehendem Jackett und einem langen Messer in der Hand. Dabei sah ich mich Seite an Seite mit einem romantischen Weggefährten Modell »roter Korsar« oder noch lieber »Errol Flynn« für meine hehren Ideale kämpfen.

Doch wie so oft im Leben entwickelten sich die Dinge völlig anders als erträumt. In meinem ganzen Leben habe ich keine längere Schiffsreise unternommen, nicht einmal eine Mini-Kreuzfahrt: Ich werde einfach schrecklich seekrank. Einen Mann namens Errol habe ich zwar getroffen, aber der machte dem Namen keine Ehre. Nur ein einziges Detail meiner Jungmädchenträume habe ich verwirklichen können: Den Umgang mit scharfen Messern, den habe ich erlernt. Ich wurde Frauenärztin.

Viele Seemeilen liegen zwischen dem Tag, an dem ich die Segel setzte, und heute. Ein langer Weg, auf dem mich sowohl Patientinnen als auch Kollegen geprägt haben. Doch er war bestimmt nicht weniger aufregend. Was die Abenteuer, die blutigen Schlachten und die großen Gefühle angeht, kann es eine Arztkarriere durchaus mit einem Piratenleben aufnehmen. Jeder einzelne Tag ist voll von unerwarteten Wenden, voll glücklicher, trauriger, aber auch skurriler Episoden. Bestimmt gibt es eine Kollegin oder einen Kollegen, der noch drastischere Dinge, noch Verrückteres erlebt und zu berichten hat. Doch ich möchte nicht eintreten in einen Drama-Wettstreit auf Leben und Tod. Dies ist meine ganz persönliche Geschichte.

Ich wäre gern eine perfekte Ärztin geworden, eine Art Wonderwoman im Weißkittel. Doch was heißt schon perfekt? Neben den medizinischen Problemen gibt es da auch noch die Anweisungen der Verwaltungen, der Krankenkassen und nicht zuletzt der Vorgesetzten, die alle beachtet werden wollen. Es sei denn, man schlägt sich ganz nach Errol-Flynn-Manier auf die Seite der Opfer (in diesem Fall der Patientinnen).

Das erste Mal, dass ich dies tat, war bei Frau Friedrich. Sie hatte Zellveränderungen am Muttermund und kam am Tag vor ihrer Operation total aufgelöst und mit einem Gesichtsausdruck auf meine Station, als ginge sie auf ihre eigene Beerdigung.

»Ich will doch noch ein Kind. Kann ich danach noch Kinder bekommen? Ich will nicht aufwachen und ausgenommen sein wie eine Weihnachtsgans.«

Ich versuchte sie zu beruhigen, aber es war, als spräche ich chinesisch, kaukasisch oder einen seltenen Dialekt Papua-Neuguineas – ich kam einfach nicht zu ihr durch. Niemals würde ich sie davon überzeugen können, diese verdammte Einverständniserklärung zur OP zu unterschreiben.

Da klingelte plötzlich ihr Telefon. Es wurde ein kurzes Gespräch.

»Ich muss gehen, mein Sohn ist krank«, sagte sie und setzte ohne hinzusehen ihre Unterschrift unter die Einwilligung. »Er hat Fieber, und mein Mann hat keine Ahnung, was er tun soll. Der denkt, Wadenwickel wären was zu essen, so wie Krautwickel.«

Ein Krankenhaus ist zwar kein Gefängnis, aber sich einfach so aus dem Staub zu machen ist nicht drin. Schon versicherungstechnisch wäre es sowohl für mich als auch für meine Patientin der reine Selbstmord, würde ihr auf dem Heimweg irgendetwas zustoßen. Aber ich bin ja kein Unmensch. Ich wollte außerdem nicht, dass sie die arme Nachtschwester mit ihrer Panik zur Weißglut trieb. Was würden also meine Kollegen tun? Was die Oberärztin? Und was wäre wohl das Beste für meine Patientin?

»Sie müssen nüchtern bleiben, verstehen Sie? Und Sie müssen vor Mitternacht wieder im Haus sein.«

»Heißt das, ich darf gehen?«

Ihre Augen leuchteten wie die eines Halloween-Kürbis.

»Bis Mitternacht«, sagte ich und nickte ihr zu.

»In Ordnung«, entgegnete sie euphorisch. »Danke!«

Doch wer ließ sich zur verabredeten Zeit nicht blicken? Frau Friedrich. Ich hätte heulen könne aus Angst und aus Wut. Das hatte ich nun davon, dass ich mich auf ihre Seite geschlagen hatte. Dass ich die Vorschriften umgangen und ihren nächtlichen Ausflug gedeckt hatte. Nichts als Scherereien! Da half es auch nicht, dass sie im Morgengrauen mit ein paar Zimtschnecken wieder auf der Matte stand.

»Sein Fieber ist runter!« Strahlend hielt sie eine Papiertüte hoch.

Die Schwestern waren begeistert, aber ich starrte sie entsetzt an.

»Hatten Sie etwa auch eine davon?«

»Nein, nein. Keine Sorge. Ich bin stocknüchtern. Abgesehen von Gutenachtgeschichten und Einschlafliedern ist nichts über meine Lippen gekommen.«

Erst in diesem Moment konnte ich aufatmen. Als sie dann im Krankenhausnachthemd, die Decke bis zum Kinn hochgezogen, auf den Gang geschoben wurde, war Frau Friedrich so entspannt, als hätte sie gerade einen Joint geraucht. Die Nacht bei ihrem Sohn hatte besser gewirkt als jedes Beruhigungsmittel. Und was ich am Vortag noch für völlig unmöglich gehalten hatte, geschah: auf dem Weg in den OP lächelte sie.

Natürlich läuft nicht immer alles so glimpflich ab. Mal sind die medizinischen Umstände katastrophal, mal fliegt einem die Arzt-Patientin-Beziehung um die Ohren. Als Frauenärztin hat man so manches waghalsige Manöver zu absolvieren. Man soll den Menschen helfen, im besten Falle Leben retten. Man soll sanfte Geburten ermöglichen und ohne rot zu werden über ausgefallene Sexpraktiken reden können. Man soll ein gutes Verhältnis zu seinen Vorgesetzten und Kollegen pflegen, sich aber nicht ständig mit ihnen im Geräteraum vergnügen. Das ist wirklich kein leichter Job. Zudem ist man umgeben von Krankheit und Tod. Es gab Tage, da mochte ich alles hinschmeißen, einfach aufgeben. Momente, in denen mich nur das dankbare Lächeln einer jungen Mutter auf ihrem zuvor noch schmerzverzerrten Gesicht vor der Verzweiflung bewahrte und mich an den Sinn meiner Arbeit erinnerte.

»Was Piratinnen und Ärztinnen gemeinsam haben? – Ein großes Messer und eine Menge Mut.«

Diese Widmung schrieb meine Schwester in ein Buch, das sie mir zur Promotion schenkte. Ein Buch mit dem Titel »Piratinnen«, versteht sich. Es steht in meinem Regal direkt neben den Anatomieatlanten und den Lehrbüchern für Frauenheilkunde. Denn kein Fachartikel hat mich damals mehr motivieren können als diese beiden Sätze.

VOLL VERSAGT

Als ich mich für das Medizinstudium bewarb, war das nicht wirklich Berufung. Biologie oder Kunstgeschichte hätten mich genauso interessiert. Doch mit einem (wenn auch knappen) Eins-Komma-Abi wurde automatisch erwartet, dass man sich für Jura oder zumindest für Medizin einschrieb.

Da stand ich nun, mit dem Zeugnis in der Hand, und wusste nicht, was ich damit anfangen sollte. Das Leben lag vor mir wie ein großer leerer Tisch, den ich nach eigenen Vorstellungen decken konnte. Ich war mir allerdings nicht im Klaren darüber, was ich als Hauptgang wählen würde. Bisher, so schien es mir, hatte ich lediglich eine Vorspeise genossen. Da mich Jura überhaupt nicht interessierte und ich »irgendwas mit Menschen« machen wollte, schrieb ich mich wegen der hohen Nachfrage sicherheitshalber mal für Medizin ein. Ich war jedoch nicht sicher, ob ich das Studium im Herbst auch wirklich aufnehmen würde. Vor allem hatte ich das Gefühl, nach all der Paukerei erst mal den Kopf freibekommen, meinen Horizont erweitern zu müssen. Daher beschloss ich, in ein exotisches Land zu reisen und zu sehen, was das Leben dort so mit sich brachte.

Außerdem drängte es mich, ehrlich gesagt, nicht wirklich in den Beruf der Ärztin. Als Zwölfjährige hatte ich meinen Vater im Krankenhaus besucht, nachdem er sich beim Grillanzünden mit dem Benzinkanister abgefackelt hatte. Ich war bei seinem Anblick zu Tode erschrocken. Sein Gesicht war mit eitrigen Krusten überzogen. Seine rechte Hand war verbunden. Er konnte kaum sprechen, grinste mich hilflos an und stank nach einer Mischung aus Rauch und seinem süßlichen Schmerz-Sirup. Ich konnte es kaum aushalten, ihn so zu sehen – und zugleich verursachte mir sein Anblick Übelkeit. Als er mich bat, mich auf sein Bett zu setzen, drehte ich mich, ohne ein Wort zu sagen, um und verließ fluchtartig das Krankenzimmer. Auf dem Heimweg schwor ich mir, niemals wieder einen Fuß in ein Krankenhaus zu setzen.

Ich war also nicht wirklich erpicht darauf, mich in das Medizinstudium zu stürzen. Meine Abenteuerlust gewann die Oberhand, ich wollte die nächsten Monate etwas von der Welt entdecken.

Meine Wahl fiel auf Afrika. Es war eine dieser eher spontanen Entscheidungen, die aus dem Bauch heraus kommen und die deshalb so eine unglaubliche Überzeugungskraft besitzen. Ich plante, meine Eltern zu überrumpeln, legte mir schlagkräftige Argumente zurecht, warum sie mein Abenteuer finanziell unterstützen sollten, und suchte Adressen von vertrauenswürdigen Reiseorganisatoren heraus. Ich stellte mich auf einen harten Kampf ein, auf wochenlanges, zähes Ringen. Mit ihrer Unterstützung hatte ich nicht gerechnet.

»Ich hab da noch einen alten Studienfreund«, sagte mein Vater mit pastoraler Stimme. »Der ist Missionar irgendwo in Zentralafrika.«

Und nach kurzem Briefkontakt bekam ich eine Einladung nach Kalemie, einem kleinen Ort an der Westküste des Tanganjikasees. Nicht ohne den praktischen Hinweis, mir ausreichend Tampons für ein paar Monate mitzunehmen.

Also machte ich mich auf die Reise. In Nairobi tauschte ich die riesige Boeing, die ich in Deutschland bestiegen hatte, gegen einen Pistenhopper. Nach Kalemie gab es keinen Linienflug, nur diese kleinen privaten Propellermaschinen. Es war ein ziemlich wackeliger Trip. Wir flogen nicht sehr hoch, und ich konnte die runden Hütten der Massai in der Steppe erkennen, die vor mir lagen wie schmutzige Murmeln im Sand. Als wir den Ostafrikanischen Graben überquerten, bekam ich eine Gänsehaut. Die steile Abbruchkante war nur aus unserer Höhe zu erkennen, und es sah aus, als hätte ein wütender Schöpfer seine Spitzhacke mit Macht durch dieses Land getrieben.

Kurze Zeit später landete ich mit meinen Großpackungen Hygieneartikel im Gepäck auf der buckeligen Sandpiste in Kalemie. Die Luft, die mir entgegenschlug, nachdem ich mich aus meinem klimatisierten Kokon geschält hatte, traf mich wie der Schlag mit einer heißen Bratpfanne. Hinten auf einem verbeulten Pick-up wurde ich zu meiner Gastfamilie gefahren, wo ich ein winziges Zimmer bezog, über dessen schmaler Pritsche eine zusammengeknotetes, staubiges Moskitonetz schaukelte. Vom Fenster aus hatte ich einen Blick auf den Hang gegenüber. Ich sah dort die afrikanischen Kinder hinter einer alten Fahrradfelge herlaufen, sie mit dem Stock antreiben, bis sie ins Trudeln geriet und auf die Seite fiel. Ein Spiel, das sie abwechselnd immer und immer wieder spielten. Einer der Jungen schaffte es über Stock und Stein, den ganzen Hügel hinunter und auf meiner Seite ein Stück wieder hinauf. Als das Rad fiel, sah er kurz auf, musterte mich und winkte mir zu. Ich war überrascht und winkte vorsichtig zurück. Ein glückliches, elfenbeinfarbenes Lächeln erschien auf seinem kleinen Gesicht, so herzlich, als sei ich ein lange erwartetes Familienmitglied, das er persönlich willkommen heißen wollte.

Ich lebte mich schnell bei dem Missionar und seiner Familie ein und versuchte, mich nützlich zu machen.

»Hättest du vielleicht Lust, mir ein wenig zur Hand zu gehen?«, fragte mich ein paar Tage später Inga, eine finnische Krankenschwester, die auch in Kalemie arbeitete. Sie hatte eine sonnengegerbte Haut und weißes Haar, sodass sie aussah wie eine alte Indianerin.

»Klar, gern. Nur«, stotterte ich herum, »ich kann nicht garantieren, dass ich wirklich eine Hilfe bin.«

»Kein Problem. Du bist weiß, gesund und gebildet. Dass du Schuhe an den Füßen trägst, reicht allein schon als Vorbild aus. Wenn du einfach ein paar Hygieneartikel austeilst, hilft mir das sehr. Außerdem«, sie zwinkerte mir mit bernsteinfarbenen Augen zu, »bin ich froh, wenn ich Unterstützung beim Reifenwechsel habe.«

Begeistert begleitete ich sie also bei ihren Besuchen in den umliegenden Dörfern. Ich liebte diese Fahrten über die schlechten Pisten, liebte das hohe Gras, das unseren Landrover streifte, das satte Grün und die kleinen, erdigen Häuser. Sie waren aus diesem roten Lehm gebaut, der so lebendig wirkte, als sei aus ihm tatsächlich der erste Mensch geformt worden. In den Orten roch es nach Kohlefeuer und heißem Palmöl. Wir hielten Vorträge darüber, dass Plastikschuhe gegen Wurmbefall schützen, rieten zum Händewaschen und empfahlen, das Wasser abzukochen. Ich nahm die kleinen Kinder, die mir entgegengehalten wurden, auf den Arm und wog sie mit einer Waage, die wir an dem tiefen Ast eines Mangobaumes befestigt hatten. Die Säuglinge waren nicht unterernährt. So konnte ich sie mit zustimmender Miene zurückgeben und erntete heißen Dank. Denn bei all unseren Verbesserungsvorschlägen waren die Frauen stolz, wenn sie nicht nur Mitleid bekamen, sondern auch Lob.

Der schicksalhafte Vorfall ereignete sich beim Besuch in Kibwe, einer Ansammlung verstaubter Hütten rund um eine kreischende Wasserpumpe. Zunächst hatte ich es ganz entspannt genossen, im Jeep die wenigen Kilometer dorthin zu zuckeln, nach dem Aussteigen umringt zu werden und Hände schüttelnd Gutes zu tun. Horden von Kindern im Alter zwischen vier und zehn Jahren, barfuß, mit roten, grünen oder blauen Fetzen am Leib, rannten herbei. Teilweise balancierten sie ihre jüngeren Geschwister auf keck gekippten Hüften, kaum dass sie selbst laufen konnten. Ein altes Weib mit tief liegenden Augen und einer von Trockenheit grau gewordenen Haut drängelte sich vor. Sie grinste mit zahnlosem Mund, in dem ein einzelner, schief stehender Goldzahn von besseren Zeiten kündete.

Neuigkeiten aus der Stadt, Medikamente gegen ihre Leiden, Anteil haben am Leben einer fernen, fremden Welt, all das hofften sie zu ergattern. Wir verteilten, was wir hatten: Malariatabletten, Plastikschuhe, aufmunterndes Lächeln. Ich lernte, den Schwangeren den Blutdruck zu messen, Inga verband eine alte Verbrennung und säuberte verdreckte Wunden.

Da wurde ich plötzlich in eine abseits gelegene Hütte

geführt. Begleitet von aufgeregten Gesten, trat ich ein. Ich musste mich bücken, meine Hände berührten den gestampften Boden, als ich mich leicht befremdet in das Dunkel der Hütte vortastete. Ich sah erst mal gar nichts. Meine Augen entwöhnten sich nur langsam vom grellen Sonnenlicht. Dann hörte ich das Wimmern und Scharren und konnte die Umrisse im Halbdunkel nur erahnen. Dort hockte, in der hintersten Ecke, eine Frau. Abgewandt, gesichtslos. Ein bärtiger Mann in fleckigem T-Shirt hielt mir ein Baby hin. Soweit ich das in meiner Verwirrung beurteilen konnte, schien es ein Neugeborenes zu sein, von ungesunder, violettblauer Farbe. Die Äuglein waren geschlossen, der Gesichtsausdruck entspannt. Als er es zu mir emporhob, fielen die Ärmchen schlaff herab. Die Geburt war vor einer Stunde gewesen, teilte der Mann mir in gebrochenem Französisch mit. Seitdem versuche er, das Kind wiederzubeleben. Er zeigte mir, wie er immer wieder seine dünnen Arme auseinandergebreitet und vor der Brust gekreuzt hatte. Auf und zu, auf und zu. Aber das Baby wollte nicht atmen. Seine Haut war klamm und kalt. Als mir klar wurde, dass ich eine Leiche berührte, schnappte ich nach Luft. Es war die erste Leiche, die ich in meinem Leben zu Gesicht bekam, und es war gleichzeitig so überraschend wie erschreckend, dass es sich dabei um ein Baby handelte.

Ich war hierhergekommen mit der Zuversicht und Ignoranz meiner Jugend und der Überzeugung, dass allen Menschen geholfen werden konnte. Das Wimmern belehrte mich eines Besseren. Hier konnte ich niemandem helfen, obgleich ich nichts lieber getan hätte.

Ich wich zurück und hob die Hände. Ich traute mich nicht mehr, das tote Kind zu berühren.

Du bist doch eine Weiße, sagten die Augen des Mannes.

Die Frau im Hintergrund hatte aufgehört zu weinen, als hielte sie den Atem an, als warte sie auf das Wunder, den Schrei ihres Kindes.

Aber ich kann keine Wunder vollbringen, ging es mir panisch durch den Kopf, und dafür schämte ich mich. Ich schämte mich für das falsche Versprechen, das meine Hautfarbe zu geben schien und das ich nicht einlösen konnte.

Wie komme ich hier bloß wieder raus?, dachte ich, machte eine bedauernde Handbewegung ins Dunkel der Hütte hinein, drehte mich um und schlüpfte zurück in den Tag. Die Sonne gab mir heftig eins auf den Schädel. Ich blinzelte verstört in der Helligkeit.

Inga sprach gerade mit dem Dorfältesten.

Ich machte ihr ein Zeichen, sie kam, ging in die Hütte, und blieb sehr lange dort. Ich für meinen Teil flüchtete in den Jeep. Ich konnte nicht helfen und noch weniger trösten. Ich hatte versagt, auf ganzer Linie, und wollte nur noch weg, weit weg.

Auf dem Rückweg sprachen wir kaum. Inga verschonte mich zum Glück mit guten Ratschlägen, die meine Scham nur noch vergrößert hätten, und spekulierte auch nicht über die genaueren Ursachen der gerade erlebten Tragödie. Stumm und irgendwie andächtig ruckelten und zuckelten wir von einem Schlagloch ins nächste. Das graubraune Wasser einer Schlammpfütze spritze an die vom Staub fast blind gewordenen Scheiben und machte den Durchblick völlig unmöglich. So trüb wie die Scheibe zuckten auch meine Gedanken hin und her, im Takt mit dem schaukelnden Gefährt. Und während die Hitze des Tages abkühlte und die Dämmerung rasch herauf zog, wusste ich plötzlich, dass ich meinen Studienplatz antreten würde. Ich würde Medizin studieren und zurückkehren, um den Menschen zu helfen. Und um anderen Kindern womöglich das Leben zu retten.

Ich bekam tatsächlich einen Studienplatz im Herbst. Nicht gerade an meiner Wunsch-Universität, aber das störte mich nicht weiter. Nichts würde mich von meinem Plan abbringen. Ich musste mich nicht mehr fragen, ob Biologie nicht vielleicht doch interessanter oder Kunstgeschichte lockerer sei. Medizin war sinnvoll. Und das war es, worauf es ankam.

GANZ LANGSAM UMDREHEN, BITTE

»Hände hoch!«

So wurde ich an meinem ersten Tag im OP begrüßt. Reflexartig gehorchte ich, obwohl es durchaus unwahrscheinlich war, dass sich zwischen all den Personen, die sich in dem schwimmbadblau gekachelten, fünfzig Quadratmeter großen Raum befanden und in ihrer grünen OP-Kleidung herumstanden wie auf einer Pyjamaparty, der Lauf einer Pistole auf mich richtete.

Aber meine Verwirrung war zu groß, um die Lage sofort und vollständig zu erfassen. Seit zwei Monaten war ich Medizinstudentin und beschäftigte mich mit so abstrakten Dingen wie biochemischen Formeln und lateinischen Fachausdrücken. Auch die Lebensläufe von Galen und Paracelsus waren mir im Kursus »Geschichte der Medizin« nahegebracht worden. Es waren gerade Weihnachtsferien, und ich hatte gedacht, es sei an der Zeit, mein neues Wissen in meiner ersten Famulatur zu beweisen. So hochtrabend werden die drei Schnupperwochen im Krankenhaus genannt, weil ich später einmal Ärztin werden wollte. In allen anderen Berufen hieße es einfach nur Praktikum.

Ich war also seit zwei Tagen Famulantin und hatte in dieser kurzen Zeit bereits feststellen müssen, dass meine erlernten Theorien gänzlich unbrauchbar waren. Wichtig war allein die richtige Art des Händewaschens. Das hatte mir an diesem Morgen Pfleger Ralf zu verstehen gegeben und mich in die Kunst der chirurgischen Händedesinfektion eingewiesen. Nach fünfminütigem Schrubben und Bürsten von Nägeln, Fingern, Händen und Unterarmen musste ich mich noch ausgiebig mit Desinfektionslösung einreiben.

»Das da«, er wies auf das schillernde, chemisch-blaue Desinfektionsmittel, »desinfiziert und pflegt gleichermaßen. Raue Hände werden so zart wie ein Babypopo.« Er lächelte so überzeugend wie das Hausmütterchen im Werbespot, das die Finger in einem Glas Spülmittel badet. »Dieses hier ist ohne Duftstoffe. Für Leute mit einer Parfümallergie.« Seine Stimme klang leicht verächtlich. »Und hier hast du das einfache Ethanol. Das ist für die mit Neurodermitis und so.« Sein Gesicht spiegelte einen Ekel, als hinge ihm selbst die Haut in Fetzen herunter. Ich hatte also die Qual der Wahl. Wofür sollte ich mich entscheiden: Sollte ich mit dem blauen Chemie-Cocktail rote Quaddeln riskieren oder meine Haut doch lieber mit reinem Alkohol austrocknen? Was war das weniger große Übel? Ich drückte beherzt auf den Ethanol-Spender. Dann öffnete Ralf mit einem Fußtritt die automatische Schiebetür. Vorsichtig trat ich ein und blinzelte in die hellen Lichter einer OP-Leuchte.

»Hände hoch und ganz langsam herkommen!«, ertönte es noch einmal, und ich sah hinüber zu der gedrungenen Gestalt, die mich über ihren Mundschutz hinweg wie durch ein Visier anblitzte. Sie bedrohte mich allein mit ihren Worten, doch das reichte, um mich einzuschüchtern. Ich hatte es schließlich nicht auf ein Duell abgesehen. Dabei hätte ich auch nicht die leiseste Chance gehabt, das wurde mir nach einem Blick auf das hochgestellte Tischchen vor ihr klar: Dort lagen fein säuberlich aufgereiht und in griffbereiter Position eine Reihe Skalpelle sowie andere, ziemlich scharf aussehende Instrumente.

»Ich bin Schwester Elfriede«, schnaufte die grashüpfergrüne Wurstgestalt, während sie mir die engen Latexhandschuhe über die Finger stülpte. »Und jetzt ganz langsam umdrehen, bitte!«

Mit diesen Worten wickelte sie mich fest in einen bodenlangen Kittel, der ebenso grün war wie der ihre, und knotete ihn unter meinen Brüsten fest. Ich fühlte mich wieder wie eine Fünfjährige, die noch immer ihre Mutter bitten muss, ihr die Schuhe zu binden.

»Pass bloß auf, dass du dich nicht wieder unsteril machst«, blaffte Elfriede und wies mir einen Platz dicht neben ihr zu. Ihr Mundschutz hatte genau in der Mitte einen beeindruckend akkuraten Falz, aber ihre Haube zeigte unförmige Dellen. Wahrscheinlich, dachte ich nachsichtig, trägt sie darunter eine Hochfrisur.

Ein Operationssaal ist ein merkwürdiges Paralleluniversum. Eine grell erleuchtete, schwül-warme Welt, in der schwere Leiber auf Tragen hin und her geschoben werden, entblößte Körperteile mit klaffenden Wunden der übliche Arbeitsplatz sind und die Verletzung der intakten Körperoberfläche eines Menschen, das Aufschneiden, Ausschaben und Ausweiden der Patienten auf der Tagesordnung steht. Es gibt eigene Regeln und unerklärliche Rituale, eine adrenalingeschwängerte Raumluft und verschwimmende Hierarchien. Dort herrschen weder die Chefärzte noch die Krankenhausdirektoren, hier haben die OP-Schwestern das

Sagen. Sie herrschen wie die Königinnen, da sie unbedingte Keimfreiheit garantieren, und ein jeder hat sich ihren Anordnungen zu fügen, die sie im Kampf gegen die Bakterien treffen. Vor allem der Neuling tut gut daran, sich zurückzunehmen, still zu beobachten und sich nur in Zeitlupe zu bewegen. Denn wenn man mit einer unkontrollierten Handbewegung eine Ecke ihres Instrumententisches unsteril macht, muss die OP-Schwester das gesamte Instrumentarium austauschen. Das kostet wertvolle Zeit, Geld und vor allem ihre Nerven. Darum wird sie umgehend dafür sorgen, dass einem diese Operation zur Hölle wird, sodass man ihre Lektion niemals wieder vergisst. OP-Schwestern sollte man sich daher immer zu Freundinnen machen. Was gar nicht so leicht ist. Selbst regelmäßig in den Frühstücksraum geschleuste Toffifee-Packungen oder das Mitbringen von Selbstgebackenem können diese Strukturen nicht mehr als nur an den unteren Rändern aufweichen.

Doch nach meiner zweitägigen Berufserfahrung kannte ich weder die Vorliebe der OP-Herrscherinnen für Süßes aller Art, noch konnte ich es mit ihrer siebenjährigen Spezialausbildung aufnehmen. Daher blieb mir nichts als der stumme Gehorsam.

Als alles vorbereitet und der OP-Tisch gedeckt war mit den schneeweißen Brüsten einer unter Tüchern verborgenen Frau, traten endlich auch die Ärzte hinzu. Ich war ein wenig enttäuscht, wie profan ihr Auftritt war. Keiner von ihnen orderte seine Lieblingsmusik. Weder Hard-Rock-Balladen noch Bachs Wohltemperiertes Klavier würden diese Operation begleiten. Nur das leise Piepsen des Herzmonitors und das rhythmische Rauschen der Beatmungsmaschine bildeten eine Art Hintergrundmusik. Es gab auch keine kurze Ansprache des Operateurs, keine kernigen, aufmunternden Worte, wie sie in den Krankenhausserien häufig in wichtigen Momenten gesprochen werden. Es sah auch niemand von einer Zuschauergalerie aus zu. So etwas gab es hier überhaupt nicht. Wer zusehen wollte, wie ich, der musste sich schon ins Herz des Geschehens begeben. In den Bannkreis von Elfriede.

»Können wir?«, fragte der Oberarzt mit seinem vollen Bariton, und nach einem knappen Nicken des Narkosearztes begannen die Operateure ihre ehrenvolle Tätigkeit.

Erst desinfizierten sie die Brust, deren Spitzen sich gleichmäßig in den Himmel reckten, und dann setzte einer von ihnen das Skalpell an. Es war ein schöner Busen, nicht der einer alten Frau, dafür war er zu gut in Form. Er war nicht zu groß und nicht zu klein und rutschte kaum seitlich der Rippen nach unten. Er hatte Idealmaße. So einen Busen hätte ich auch gern gehabt. Doch nun zeichnete der Operateur mit dem Messer einen bogenförmigen Schnitt in dieses perfekte Dekolleté. Blutstropfen quollen aus der zarten Haut entlang dieser Verletzung hervor und konfrontierten mich mit der schrecklichen Realität. Dies war keine Schönheitsoperation. Die Frau war krank, ging es mir durch den Kopf. Wahrscheinlich hatte sie Brustkrebs. Ein hinterhältiger Knoten hatte sich in ihrer Model-Brust gebildet, war gewuchert und gewachsen, sodass ihm nur noch durch einen glatten Schnitt Einhalt geboten werden konnte.

Eine Brust besteht neben dem Drüsen- hauptsächlich aus Fettgewebe. Es hat die gelbe Farbe von Montageschaum und quillt in ähnlicher Weise aus allen Ritzen, die das Skalpell eröffnet, hervor. In der Wärme unter den OP-Leuchten wird das Fett dann weich und glibberig, und mir wurde übel, als ich mit ansehen musste, wie der Operateur auch noch die letzten Reste davon vom großen Brustmuskel abschabte. Er kam mir plötzlich überhaupt nicht mehr vor wie ein Halbgott in Weiß. Höchstens noch wie ein derber Metzger, der routiniert seinem Handwerk nachging. Es war demütigend, dachte ich. Sowohl für die Patientin als gewissermaßen auch für mich, die ich stumm danebenstehen und hilflos zusehen musste, wie er ihr, ohne mit der Wimper zu zucken, die wundervolle Brust einfach absäbelte. Ich bebte vor Empörung, als er die zitternde Titte auf ein kleines, silbernes Tablett legte und sie achtlos weiterreichte. Wie auf einer fliegenden Untertasse schwebte sie durch den Raum, von Hand zu Hand, bis Elfriede sie mir direkt vors Gesicht hielt.

»Halt doch mal kurz«, sagte sie.

Ich kann mich nicht mehr genau erinnern, was damals für Gefühle auf mich einstürzten. Es hatte viel mit Mitleid, aber auch mit dem Entsetzen zu tun, das der Anblick eines abgetrennten, blutigen Körperteils hervorruft. Und mit dem empfindlichen Schamgefühl einer Neunzehnjährigen. Ob es kalkulierte Bosheit von Elfriede oder einfach nur gängige Routine in diesem Operationssaal war, ich weiß es nicht. Jedenfalls brachte mich diese Situation ziemlich aus der Fassung, und es kam, wie es kommen musste: Ich wurde ohnmächtig.

Das passiert jedem angehenden Mediziner mindestens einmal. An irgendeinem Punkt der Ausbildung fällt man in Ohnmacht. Den einen trifft es früher, den anderen später. Viele erledigen das gleich während des Studiums. Meine Freundin Sophie hat es ganz elegant in den ersten Semestern während des Pathologie-Unterrichts hinter sich gebracht. Wir standen alle um eine Bahre aus Edelstahl herum, auf der die formalingetränkte Leiche lag. Sie war schon benutzt, das heißt bereits eröffnet und teilweise abgetragen worden, was uns einen lehrreichen Blick in ihre Innereien bot. Während der Pathologie-Assistent also auf einen vergrößerten Leberlappen und die gestaute Pfortader hinwies, sah ich, wie Sophie in rhythmische Schwingungen geriet. Als fiele sie in Trance, pendelte ihr Oberkörper immer stärker vor und zurück. Sie schien sich am Rand der Bahre festhalten zu wollen, doch ihre Finger glitten ab. Ich fürchtete schon, sie würde sich in das fein säuberlich abpräparierte Mesenterial-Adernetz in der Bauchhöhle erbrechen, als sie plötzlich nach hinten wegsackte. Zum Glück standen wir dicht an dicht, so wurde sie von den Kommilitonen in der zweiten Reihe aufgefangen und sanft zu Boden gelegt. Wir waren alle froh über diese Abwechslung von der drögen Theorie. Keiner folgte mehr den Ausführungen des Pathologen zum Pfortader-Hochdruck. Hier galt es endlich einmal einzugreifen. Den klinischen Fall lieferte eine von uns, also wurde mit schlauen Ratschlägen nicht gespart. Die einen wollten Sophie in die stabile Seitenlage bringen, die anderen hätten ihr am liebsten sofort einen Beatmungsschlauch in den Hals gesteckt. Erstaunlicherweise hilft bei Ohnmacht zumeist ein ganz einfacher Handgriff: Um wieder Blut in das unterversorgte Hirn der Bewusstlosen zu bringen, reicht es, beide Beine einfach senkrecht in die Höhe zu heben, sodass der Blutstrom von den Füßen in Richtung Kopf verläuft. Wir spielten also Klappmesser mit Sophie, und innerhalb von Sekunden schlug sie die Augen auf.

»Wo bin ich?«, fragte sie.

Ich weiß nicht mehr, wie ich selbst damals gestürzt bin, doch anscheinend nicht kopfüber in das blutige Operationsfeld und auch nicht auf Elfriedes sterilen Instrumententisch. Vielleicht hatte auch sie erste Anzeichen von Schwindel bei mir bemerkt und mich unsanft vom OP-Tisch weggedrängt. Jedenfalls erwachte ich nach einem, wie mir schien, sehr langen, sehr tiefen und sehr traumlosen Schlaf auf dem harten Fliesenboden und wunderte mich, was all diese maskierten Menschen in meinem Schlafzimmer zu suchen hatten. Dann erkannte ich, dass sie OP-Hauben und Mundschutz trugen, und erschrak: Welch lebensrettenden Eingriff hatte ich gerade überstanden? Ich staunte nicht schlecht, als ich erfuhr, dass ich nur zwei Sekunden lang ohnmächtig gewesen war und die Operation inzwischen zügig weiterging. Die Narkoseschwester und Pfleger Ralf sorgten sich routiniert und kein bisschen schadenfroh um mich, begleiteten mich in den Frühstücksraum und drückten mir ein belegtes Brötchen und einen Kaffee mit viel Zucker in die Hand.

Da saß ich nun und versuchte, mit meiner Schmach fertigzuwerden. Ich hatte mal wieder den Klassiker geliefert: Ohnmacht bei der ersten OP. Und ich war doch davon überzeugt gewesen, dass mir das nicht passieren würde. Hatte ich nicht souverän sowohl den anatomischen Präparierkurs als auch die erste Leichenöffnung überstanden? Hatte ich nicht mit wissenschaftlichem Interesse weiche Hirnmasse zerteilt und mikroskopisch untersucht, ohne auch nur die geringste Schwäche zu zeigen?

Und dann das.

Ich biss in das Brötchen, dass es knackte. Es bröselte grauenvoll. Ich hatte eigentlich gar keinen Hunger, aber weil alle annahmen, ich sei wegen eines Unterzuckeranfalls umgekippt, kaute ich brav und trank den starken Kaffee in kleinen Schlucken, wie Medizin. Mir gegenüber saß eine Schwester und strickte. Eine andere blätterte konzentriert in einer Zeitschrift, die ausschließlich aus großen, grobkörnigen Fotos und dicken Überschriften zu bestehen schien. Ralf hatte offensichtlich auch niemanden mehr, dem er das Waschen beibringen musste, und studierte eifrig den Dienstplan. Der hing als überdimensionaler Jahreskalender an der Kopfseite des Raumes und trug geheime Codes und Kürzel und wochenweise Urlaubsmarkierungen in sechs verschiedenen Textmarkerfarben. Es war ein kleines Krankenhaus und die Anzahl des OP-Personals überschaubar. Ich fragte mich nur, wie das beispielsweise in den Universitätskliniken gehandhabt wurde. Ob da irgendjemand wirklich den Überblick behielt. Und ich dachte an die Patientin, die zum Glück über die handfesten Einzelheiten ihrer Operation im Unklaren bleiben würde. Ob sie nach dem Aufwachen aus der Narkose beim Anblick ihrer weiß verbundenen Brust, bei diesem Gefühl der Unvollkommenheit und der ungewohnten, fühlbaren Asymmetrie nicht vielleicht selbst in Ohnmacht fallen würde? Erschreckend genug mag ihre Situation gewesen sein.

Während ich mir so meine Gedanken machte und mich ganz allmählich in diesem unwirtlichen Pausenraum entspannte, hörte ich plötzlich ein sehr ungewöhnliches Geräusch. Es passte nicht in diese Welt voll mechanischer Töne, blinkender Lichter und dringender Durchsagen. Es war irgendwie archaisch, tierisch und vollkommen deplaziert. Eine Mischung aus Grunzen und Stöhnen, das klang, als würde jemand ersticken. Es drang hinter einer der drei schäbigen Holztüren hervor, die die Diktatkabinen vom Pausenraum abteilten. Dort stand auf einem schmalen Regal das Aufnahmegerät, in das jeder Operateur nach Beendigung seiner OP den Operationsbericht zu diktieren hatte. Eines der wichtigsten Dokumentationszentren des Krankenhauses also. Und von dort kamen die irritierenden Geräusche. Ich hob lauschend den Kopf. Die beiden Schwestern kicherten.

»Bestimmt wieder der Hans-Jörg.«

»Hatte der gestern Dienst?«

»Blinddarmdurchbruch morgens um viere.«

»Da hat er wohl seinen Dienstschluss verpennt.«

Natürlich, da schnarchte jemand!

Ein durchdringend sonores, gurgelndes Schnarchen, das in dieser klinischen Atmosphäre etwas beunruhigend Unappetitliches hatte. Doch keine der Schwestern schien ihn aufwecken zu wollen. Sie brachten es offensichtlich nicht übers Herz.

Blinddarmdurchbruch morgens um vier, dachte ich bewundernd. Was war das für ein Held. Mein Großvater war noch an den Folgen eines Blinddarmdurchbruchs gestorben. Er war selbst Chirurg gewesen und arbeitete auf dem Feld der Ehre. Er versorgte die Soldaten im Krieg und operierte bis zum Umfallen. Wortwörtlich. Er wollte sich durch ein bisschen Bauchweh nicht davon abhalten lassen, die Kameraden zu retten, und als er selbst zusammenbrach, den Bauch voller Eiter, war ihm nicht mehr zu helfen. Er war erst achtundzwanzig Jahre alt.

Es musste ein wunderbares Gefühl sein, einem Menschen das Leben zu retten. Viel besser, als einer Frau eine ihrer wunderschönen Brüste abzuschneiden, dachte ich.

Wie konnte er, nachdem er solch eine Leistung vollbracht hatte, nicht zufrieden und eins mit der Welt, lächelnd und strahlend aus der Diktatkabine treten? Stattdessen war er erschöpft darin versumpft, der chirurgische Held dieser Nacht. Offenbar schien das regelmäßig vorzukommen. Die OP-Schwestern jedenfalls registrierten es mit routinierter Nachsicht. Auch Ralf zeigte, die verräterischen Töne bewusst ignorierend, Verständnis. Nur mir war noch nicht klar, wie anstrengend berufliches Gutmenschentum in Wirklichkeit ist.

Ein paar Minuten später kamen meine Operateure herein. Der Oberarzt riss sich Haube und Maske vom Gesicht und warf sie in hohem Bogen in den Mülleimer. Er hatte kurzes, graues Haar und einen irgendwie erschrockenen Ausdruck im Gesicht. Wie ein kleiner Junge, den man bei etwas Verbotenem ertappt hatte. Seine Augen waren sehr hell und sehr aufmerksam und boten vielleicht eine Erklärung dafür, warum er als bester Chirurg dieses Krankenhauses galt. Ihnen schien nicht das Geringste zu entgehen. Er habe, so hieß es, den komplizierten Trümmerbruch einer Kollegin, die mit ihrer Enduro auf glatter Fahrbahn ausgerutscht war – Szegediner Gulasch, wie Ralf bemerkte –, anstatt zu amputieren, so stabilisiert, dass die Frau wieder tanzen konnte. Eine Art Lazarus-Legende, die dazu führte, dass jede einzelne Krankenschwester im ganzen Haus ihn nur zu gerne an ihre Beine gelassen hätte. Und das nicht nur im Zusammenhang mit einem Trümmerbruch.

Ich starrte auf seine Hände, die, noch weißlich vom Puder der Latexhandschuhe, nach einem Brötchen griffen. Sie waren sehr kräftig, und ich bemühte mich, nicht daran zu denken, was sie gerade im OP angerichtet hatten. Natürlich, so sagte ich mir, handelten sie nur zum Wohle der Patienten. Was das wiederhergestellte Tanzbein der Kollegin bewies. Er war eben ein begnadeter Feld-, Wald- und Wiesen-Chirurg. Einer, der alles konnte und es darum auch machte. Heutzutage werden Brüste nur noch selten komplett entfernt. Es wird, sofern möglich, die »brusterhaltende« Operation gepflegt. Brustkrebs wird in Brust-Zentren behandelt und dort von Gynäkologen mit einschlägigen Erfahrungen und einer Mindestanzahl an Eingriffen an der weiblichen Brust operiert. Als ich in die Welt der Operationssäle eintrat, war der Begriff »Brustzentrum« noch weitgehend ungebräuchlich. Bestenfalls bezeichnete man damit die Mitte des Brustbeins. Die Stelle, wo bei Thoraxeingriffen die Säge angesetzt wird.

Der Oberarzt kaute genüsslich und bröselte kaum. Im Verspeisen der OP-Brötchen hatte er natürlich ebenfalls mehr Talent und Erfahrung als ich. Sein Gang war schwer und seine Gesten waren ausladend. Ich bewunderte diesen Alleskönner und fürchtete ihn gleichermaßen, wie er so durch den Raum auf den Kühlschrank zu schritt. Er öffnete ihn mit dem ihm eigenen Schwung und holte mehrere Bierflaschen heraus.

»Auch eins?«

Er wandte sich doch tatsächlich an mich! Ich hatte gehofft, er hätte mich gar nicht wahrgenommen. Nicht mich und auch nicht meinen unrühmlichen Abgang. Ich hatte ihn unterschätzt. Er zwinkerte mir freundlich zu und lächelte ein gut gebräuntes, von ansehnlichen Falten durchzogenes Luis-Trenker-Lächeln. Wahrscheinlich würde er zwischen den Jahren auf schwierige Ski-Touren gehen.

Ich schüttelte den Kopf und fühlte mich noch mehr als Versagerin. Warum konnte ich nicht einfach nach einem der hohen, feminin geschwungenen Gläser greifen und mit einem lockeren Spruch auf den Lippen auf die gelungene OP anstoßen?

»Prost!«

Die Gläser des Operationsteams klirrten. Sogar Elfriede hatte sich dazugesellt und strahlte unter ihrer menopausenroten Hochfrisur. Ich fühlte mich überflüssig und unbehaglich. Genau dieser Moment war es wohl, der meine ambivalente Einstellung gegenüber Allgemeinchirurgen begründete. Immer wieder traf ich auch später auf anbetungswürdige Operateure, die mit freundlicher Jovialität und einem unerschütterlichen Selbstvertrauen die schwierigsten Situationen meisterten. Dabei eine bewundernswerte Risikobereitschaft und einen leichten Hang zur Grenzüberschreitung zeigten. Rasante Skifahrer, sportliche Autofahrer und wendige Motorradfahrerinnen eben. Ich hatte das Gefühl, niemals diesem Gesamtpaket entsprechen zu können.

Da hockte ich in meiner Ecke auf dem harten Plastikstuhl wie eine verschreckte Maus. Womöglich war ich doch nicht für eine Karriere in einem chirurgischen Fach geeignet, ging es mir durch den Kopf. Vielleicht sollte ich lieber Internistin werden, Laborwerte gegeneinander abwägen und Untersuchungsergebnisse abgleichen. Oder ich zog mich gleich ganz hinter das Mikroskop der Mikrobiologie zurück. Wie war ich nur auf diese verrückte Idee verfallen, es sei realistischer, eine gute Ärztin zu werden als eine Piratin?

AUF MESSERS SCHNEIDE

Ich war also reichlich ernüchtert, als ich nach meiner ersten Famulatur feststellte, dass die ersten Semester nichts als graue Theorie lieferten, die im klinischen Alltag eines Krankenhauses nicht von Bedeutung zu sein schienen. Nur widerwillig kehrte ich von den Klinikfluren in die Hörsäle zurück. Es war mir egal, dass ich erst physikalische Prinzipien verstehen musste, um die Stabilität von Prothesen oder die Wirkungen einer Augenoperation einschätzen zu können. Auch fand ich es ermüdend, biochemische Abläufe zu pauken, da mir der Zusammenhang mit den Körperfunktionen noch fehlte. Ich war leicht zu motivieren, aber schnell zu ermüden, wenn etwas nicht meinen Vorstellungen entsprach. Aber aufgeben wollte ich nicht. So schnell jedenfalls nicht. Ich hörte mich um und fand heraus, dass das Medizinstudium in Frankreich völlig anders aufgebaut war. Dass man dort gleich im zweiten Jahr studienbegleitende Praktika absolvierte. Bei uns war das erst nach Ende des Studiums im sogenannten »praktischen Jahr« vorgesehen. Natürlich konnte diese Erkenntnis nur ein Wink des Schicksals sein, der bedeutete: Ich musste nach Frankreich.

Wie gut, dass ich an der Schule Französisch im Leistungskurs hatte, dachte ich und ließ mich nicht durch eine Sprachprüfung abschrecken, die über die Zulassung zum

Auslandsstipendium entschied. Natürlich wollte ich nach Paris. In die Stadt der Liebe und der Kultur, die Stadt von Edith Piaf und Colette. Drunter machte ich es nicht, das kam gar nicht in Frage. Weil das Stipendium aber nur für Romanisten und andere Geisteswissenschaftler vorgesehen war und die Organisatoren keine Erfahrung im Umgang mit medizinischen Fakultäten hatten, musste ich mich um alles selbst kümmern. Ich setzte meinen Kopf durch, beantragte die Immatrikulation an der Sorbonne und reiste mit allerlei deutschen Bescheinigungen nach Paris. Ob mir im Gegenzug die Scheine, die ich in Frankreich zu erwerben gedachte, auch in Deutschland anerkannt werden würden, war mir ziemlich egal. Ich ging wegen der Praktika dorthin. Ich wollte fürs Leben lernen, nicht für die Uni. Was mir auch tatsächlich gelang.

Zu meiner großen Enttäuschung lag die medizinische Fakultät allerdings nicht, wie ich angenommen hatte, in den altehrwürdigen Gemäuern der Sorbonne, im Zentrum von Paris. Ich musste jeden Tag 40 Minuten in das Universitätskrankenhaus Henri Mondor nach Creteil fahren. Meine Tage verbrachte ich also hauptsächlich in der Metro und im Krankenhaus. Sogar einige der Wochenenden. Denn obgleich ich den Montmartre und das Marais bis heute mit einem Hochgefühl durchstreife, mich stundenlang in die Kisten der Bouquinistes an der Seine vertiefen oder auf der Pont Marie den Hintern der Notre-Dame betrachten kann, kannte ich meine Prioritäten. Ich wollte nicht nur die Stadt, ich wollte auch medizinisch etwas erleben.

Eines meiner Praktikumsfächer war die Geburtshilfe, und gleich am ersten Tag kam ich in die Schwangerenambulanz. Den Anblick schwangerer Bäuche fand ich allerdings zunächst ziemlich irritierend. Doch ich gewöhnte mich daran. Was mir anfangs unförmig und nilpferdartig erschien, lernte ich zu bewundern. Ich konnte schon bald erkennen, ob der Bauch noch hoch stehend oder schon gesenkt war. Ob er wie eine Kugel vor sich her oder wie um die Hüften geschlungen getragen wurde. Mit den Händen konnte ich unterscheiden, ob der Po des Kindes oben lag oder unten und ob sein Kopf schon in den Beckenring der Mutter eingetreten war. Ich entwickelte also eine sehr innige Beziehung zu den schwangeren Bäuchen meiner Patientinnen. Was natürlich auch der Tatsache geschuldet war, dass sich in diesen Bäuchen kleine, lebendige Wesen befanden, deren Herzschlag ich abhören und deren Bewegungen ich ertasten konnte.

An den Wochenenden war die Ambulanz geschlossen, doch die Studenten waren weiterhin fest eingeplant. In den Nachtdiensten am Samstag, wenn auch in französischen Unikliniken die Personaldecke empfindlich dünn ist, waren wir nicht mehr nur Laufburschen oder Randfiguren. Wir mussten ran an den OP-Tisch und mit anpacken. Zum ersten Mal durfte ich hier einen der großen Edelstahlhaken halten, mit denen das Operationsfeld übersichtlich und einsehbar wird. Diese Verantwortung!

Während ich krampfhaft an dem Edelstahlgriff zog, malte ich mir aus, wie meine Muskelkraft in den nächsten Minuten erlahmen würde und durch meine Schuld eine geblähte, glitschige Darmschlinge ausgerechnet in dem Augenblick in das Sichtfeld des Operateurs geriete, in dem eine Arterie platzte. Ich sah vor meinem inneren Auge, wie die anderen Darmschlingen sich dazugesellten, sich wie ein vielarmiger Krake um die Instrumente des Chirurgen schloss und ihm damit nicht nur jede Sicht, sondern auch die Möglichkeit genommen war, die Blutung zu stillen. Die Frau würde verbluten, und meine dürren Arme wären daran schuld. Also hielt ich die Haken so verkrampft, dass meine Muskeln bereist nach fünf Minuten zu zittern begannen.

»Doucement, doucement«, riet der Oberarzt beruhigend und tätschelte mir den Unterarm. Er war das Fleisch gewordene Klischee eines Franzosen: Sein Haar war dunkel und dick, und er trug es so schief gescheitelt, dass es aussah, als hätte er immerzu eine Baskenmütze auf. Er rauchte wie ein Schlot *Gitanes* ohne Filter. Seine Fingerspitzen waren vom Nikotin gelb verfärbt, ein Anblick, der sich auch nach einer ausgiebigen chirurgischen Händedesinfektion niemals änderte. Aber er war ein guter Lehrer, wenngleich ich sein genuscheltes Französisch nicht immer wortwörtlich verstand. Ich sah bei ihm meine erste Gebärmutteroperation und assistierte bei Ausschabungen, bevor beim Studium in Deutschland die Frauenheilkunde auch nur theoretisch auf dem Lehrplan stand.

Und eines Nachts war es dann soweit.

Ich schlief in dem durchgelegenen, oberen Stockbett des studentischen Bereitschaftsraumes, als es laut gegen die Tür pochte. Ich fuhr auf und musste mich erst mal orientieren. Eine herrische Stimme rief: »Allez! Césarienne!«

Was nichts anderes bedeutete, als dass ein Kaiserschnitt anstand.

Ich sprang auf – ich hatte in Bereitschaftskleidung gedöst – und rannte den menschenleeren Flur hinunter.

Ein Krankenhaus in der Nacht kann wirklich furchterregend sein. Die endlosen Gänge, das milchige Licht, die vielen dunklen Ecken und immer wieder unförmige Schatten von irgendwelchen abgestellten Geräten, Nachttischen, Betten. Kommt einem dort ein einsamer Mensch entgegen, denkt man am besten gar nicht weiter darüber nach, ob das nun wirklich ein Kollege oder ein Pfleger ist und nicht vielleicht ein pathologischer Serienkiller, der sich ins Krankenhaus eingeschlichen und verkleidet hat.

Der OP lag in einem anderen Stockwerk, ich musste durchs Treppenhaus. Es war zugig und nicht beleuchtet. Ich beeilte mich und nahm immer zwei Stufen auf einmal. Atemlos erreichte ich die OP-Schleuse, diesen Ort der Transformation. Ich zog mich bis auf die Unterwäsche aus, schlüpfte in die OP-Kleidung und ließ die normale Zeitrechnung in Form meiner Armbanduhr hinter mir. Dann trat ich ein in die helle, wirbelnde Geschäftigkeit. Als ich an den OP-Tisch kam, lag die Schwangere schon unter der grünen Abdeckung. Nur ihr Bauch wölbte sich hoffnungsfroh, prall und dünnhäutig empor.

Der Oberarzt hob das Skalpell. Ich hielt den Atem an. Er schnitt in die zarte Haut knapp oberhalb des Schambeins. Blutstropfen quollen hervor. Dann ging alles ganz schnell. Mit geübten Schnitten verwandelte er die schützende Halbkugel des Bauches in eine offene Wunde. Die Gebärmutter, die nun aussah wie eine riesige Geschwulst, eröffnete er mit einem gezielten Stich des Messers. Ich zuckte zusammen. Was, wenn er das Kind verletzte?

Ich dachte urplötzlich an das tote Baby in Afrika. Wäre ihm mit einem rechtzeitig durchgeführten Kaiserschnitt zu helfen gewesen? Und dieses Kind hier, nur durch eine dünne Muskelschicht von meinen Händen getrennt, in welcher Gefahr schwebte es? Würden wir noch rechtzeitig kommen?

Der Oberarzt hatte den Einschnitt vergrößert und nahm meine Hand. Er steckte sie in den offenen Bauch der Frau und sagte: »Jetzt bist du dran. Hol das Baby raus.«

Ich fühlte den harten Schädel unter meinen Fingerspitzen und fragte mich, wie um Himmels willen ich diese glitschige Kokosnuss, die so fest im Mutterschoß klemmte wie eine Kanonenkugel im Rohr, nur herausbekommen sollte.

»Mach schon, wir haben nicht die ganze Nacht Zeit!«

Mein Puls dröhnte in den Schläfen. Natürlich. Ich musste mich beeilen. Ich schob die Fingerspitzen wie einen Spatel zwischen das blutige Schambein der Frau und den Kindskopf. Der Oberarzt drückte von oben auf den mütterlichen Bauch und schob mir das Kind entgegen. Es kam mir nicht vor wie ein lebendes Wesen, nicht wie ein süßes kleines Baby. Es war schlüpfrig und dunkelrot und sein verbeulter Schädel erinnerte mich an E.T. Es hatte dieselben runden Glubschäuglein, hielt sie aber fest geschlossen. Es sollte sie öffnen, verdammt noch mal. Es durfte nicht sterben. Nicht dieses auch noch, ging es mir durch den Kopf.

Als ich mit unsicheren Händen unter das zarte Kinn fasste und dann zog, wurde das Kind länger und immer länger. Erst kamen die Arme, der Bauch, dann die Beine. Alles dran. Jetzt war es zu erkennen. Es war tatsächlich ein Kind, ein wirkliches, richtiges Kind. Ich hielt es wie einen Siegerpokal in die Höhe, als sein erster Schrei erklang. In diesem Moment wurde mein Gehirn von Glückshormonen geradezu überschwemmt. Ich hatte in einer Mischung aus Stolz und Gerührtheit den Eindruck, einige Millimeter über dem Boden zu schweben. Dieses Gefühl werde ich niemals vergessen, auch wenn es später vor allem die dramatischen Situationen waren, die sich mir ins Gedächtnis gebrannt haben.

»Gut gemacht!«, sagte der Oberarzt, und der Kinderarzt nahm mir das Baby aus der Hand. Dann begannen wir damit, den Bauch der Frau wieder zusammenzuflicken. Ich war wie betäubt, meine Ohren brannten, und ich musste unentwegt blinzeln, um das OP-Gebiet nicht mit meinen Tränen unsteril zu machen.

Selbstständig einen Kaiserschnitt durchzuführen war die erste Operation, die ich später in meiner Berufslaufbahn, zurück in Deutschland, gelernt habe. Denn es ist das wichtigste Vorgehen, um eine kindliche Notsituation zügig zu beenden und das Baby gesund und schnell zu entbinden. Natürlich werden hauptsächlich geplante Kaiserschnitte aufgrund irgendwelcher anderer Diagnosen durchgeführt: wegen vernarbter Gebärmutter, ungünstiger Lage oder weil die werdende Mutter Angst oder einen dringenden Termin hat. Wir Jungärzte wurden aber aus nur einem einzigen Grund auf den Kaiserschnitt getrimmt: um Leben zu retten. Denn in dem kleinen Krankenhaus, in dem ich nach abgeschlossenem Studium meine klinische Ausbildung begann, war nicht immer rund um die Uhr ein Oberarzt im Haus. Bei schwierigen Fällen wurde er angerufen und kam innerhalb von zwanzig Minuten dazu. Nur manchmal reichte das eben nicht. Manchmal kam es auf Minuten an.

Mit einem Notkaiserschnitt kann man das Baby, wenn alles glatt geht, innerhalb von drei bis fünf Minuten herausholen. Gerade noch rechtzeitig, um einen schweren Sauerstoffmangel zu vermeiden. Früher wurden die Frauen, bei denen die Geburt nicht voranging, von einigen starken Männern mit dem Laken in die Luft geschleudert. Was auch nicht mehr brachte, als hätte man sie auf den Kopf gestellt. Heutzutage nimmt man einfach ein scharfes Messer und kann das Kleine wie eine saftige Orange mit einigen gezielten Schnitten aus dem Mutterbauch herausschälen. Dafür muss aber jeder Schnitt am richtigen Ort sitzen. Man muss genau wissen, was man tut. Und darauf wurden wir gedrillt.

Zuerst mussten wir bei Dutzenden von Kaiserschnitten assistieren, bis wir den Ablauf auswendig wussten. Dann führten wir unter Anleitung die Routinekaiserschnitte selbst aus. Immer öfter, immer schneller. Dabei muss man in all der Eile auch auf die Nachbarorgane achten, wie uns unsere Ausbilder immer wieder einbläuten. Bloß nicht den Darm, die Gebärmutterarterien oder die Harnblase verletzen!

Dr. Dresen, mein damaliger Oberarzt, war ein Seebär von Mann. Er trug einen Vollbart, der gerade noch durch den Mundschutz verdeckt wurde, und hatte kleine, geschickte Wurstfinger. Jedem neuen Assistenten erzählte er immer wieder die gleiche Geschichte: Wie er nachts von einem ganz jungen Arzt zu einem Notkaiserschnitt gerufen wurde. Als er ankam, war das Kind schon draußen, aber der Arzt stand vor dem offenen Bauch und sah ihn hilflos an: Er hatte keine Ahnung, wie er das angestellt hatte. Ohne Rücksicht auf die Anatomie hatte er versehentlich die Harnblase aufgeschnitten. Als dort kein Baby zu finden war, schnitt er einfach weiter, bis er die Gebärmutter eröffnen und das Kind entwickeln konnte. Da die Blase direkt an der Gebärmutter klebt, ist das ein häufiger Fehler. Statt ihn zu tadeln, lobte der Oberarzt ihn am nächsten Morgen vor versammelter Mannschaft.

»Du darfst nicht zögern. Im Notfall scheiß auf die Blase und hol das Kind raus. Ich flick das schon wieder zusammen.« Das war die wichtigste Lektion, die er jedem Neuen zu geben hatte.

Kein angehender Arzt ist wie der andere, was seine operative Begabung angeht. Auch hier gibt es die Geschickten und die Umständlichen. Diejenigen, unter deren Händen einfach alles wie am Schnürchen klappt, und die anderen, bei denen es stärker blutet, die Fäden ausreißen oder die Knoten nicht halten. Aber sie alle müssen es lernen. Es ist der bewundernswerten Geduld und Gelassenheit der Oberärzte zu verdanken, dass es am Ende doch so wenig wirklich schlimme Zwischenfälle in den Operationssälen gibt. Sie wissen ziemlich gut einzuschätzen, wann der- oder diejenige so weit ist, selbstständig zu operieren. Doch manchmal erlebt man eben doch böse Überraschungen.

Ich war Ärztin im Praktikum, und Katja, eine Kollegin von mir, die seit zwei Jahren Assistenzärztin war, hatte Nachtdienst. Ich schätzte sie eigentlich nicht so sehr. Sie redete zu schnell, zu viel und zu laut und kaschierte damit ihre generelle Unsicherheit. Was andere Kollegen zu viel an Forschheit hatten, sie hatte davon zu wenig. Damit das nicht so offensichtlich wurde, diskutierte sie die Dinge, anstatt zügig zu einer Entscheidung zu kommen. Was mich kribbelig machte, denn ich bin ein Mensch der Tat. Häufig kam es dann dazu, dass die Lage sich zuspitzte und Katja die Entscheidung aus der Hand nahm.

Sie hatte mich von sich aus gefragt, ob ich an diesem Tag mit ihr zusammen Nachtdienst schieben wollte. Das kam nicht oft vor, denn den älteren Kollegen war nicht sonderlich daran gelegen, ständig eine Anfängerin im Schlepptau zu haben. Aber Katja war nicht dumm. Sie war berechnend. Sie delegierte gern so kleine Dinge wie Blutabnahmen und Spritzensetzen an mich, um sich den wirklich wichtigen Dingen zu widmen. Sie schickte mich Laborwerte holen, wenn die Chefvisite anstand, oder Patientinnenbefragungen durchführen, wenn sie in den OP wollte. Ich wusste also, worauf ich mich einließ. Aber ich wollte unbedingt in den Nachtdienst. Denn nachts war im Kreißsaal am meisten los, und ich versauerte tagsüber nur mit Papierkram und Botengängen auf Station.

Als Katja und ich allein waren, lag eine einzige Frau in den Wehen. Wie so oft im Kreißsaal war nun einzig und allein Geduld gefragt und der lange Atem ruhigen Wartens. Katja verfügte im Gegensatz zu mir im Überfluss über diese Tugend und schmückte unsere gemeinsame Wartezeit mit langatmigen Geschichten über ihre Familie aus. Sie jammerte über ihre Schwiegermutter und jammerte über ihr Au-pair-Mädchen. Sie jammerte, dass sie zu wenig Zeit für ihre Kinder hatte und dass sie ihren Mann kaum sah. Sie jammerte mir die Ohren voll, während die Gebärende im Nachbarzimmer grauenvoll stöhnte. Ich konnte es bald nicht mehr hören.

»Glaubst du, da drüben ist alles in Ordnung?«, erkundigte ich mich. Nicht nur, um ihren Redestrom zu unterbrechen, sondern auch, weil mich das Geschrei der Frau unruhig werden ließ.

»Ach, das haben die Hebammen schon im Griff. Die rufen uns dann, wenn es so weit ist.« Sie griff nach einem ihrer mitgebrachten Muffins. »Weißt du, letzte Woche gab es geniale Rezepte für Blaubeermuffins in der Brigitte.«

»Ach ja?«, sagte ich, stand auf und trat ins Entbindungszimmer, um zu sehen, wie es voranging. Die Frau hatte Schmerzen und heftige Wehen.

»Es tut sich nichts mehr,« sagte die Hebamme, eine Hand noch in der Frau.

»Soll ich Katja holen?«

Die Hebamme nickte. Katja kam. Sie hatte einen irgendwie gehetzten Ausdruck im Gesicht, als sie die Frau untersucht hatte.

»Was ist, sollen wir einen Kaiserschnitt machen?«, fragte ich.

»Ich weiß nicht, vielleicht ist es noch zu früh.«

»Wie lange können wir denn warten?«

»Solange das Kind mitspielt.« Sie lächelte plötzlich, als sähe sie es schon Bauklötze stapeln.

Wir ließen die Frau in der Obhut der kundigen Hebamme und gingen also zurück zu den Blaubeermuffins, wo ich mir zähneknirschend die Geschichte über den Rollersturz ihres Sohnes anhörte.

Der Warnruf kam, als die kindlichen Herztöne auf dem Monitor in unserem Arztzimmer steil abfielen. Ohne die Konsequenzen abzuwarten, die der Sturz für Katjas Sohnemann haben würde, sprang ich auf und rannte ins Entbindungszimmer. Der Herztonschreiber gab nur noch ein graues Rauschen von sich, und die Frau begann, heftig zu bluten.

»Notsectio!«, schrie Katja, die schwer atmend hinter mir stand und die Situation mit einem Blick erfasste. Alle rannten los, den Kaiserschnitt vorzubereiten. Einer schob die Frau zum OP, ein anderer betätigte den Sammelnotruf für OP-Personal und Anästhesisten. Katja und ich wickelten uns in die Kittel und zogen zwei Paar Handschuhe übereinander an. Zum Waschen war keine Zeit. Sobald die Schwangere auf dem OP-Tisch lag, stürmte das OP-Team herein und warf die Tücher so schwungvoll über sie wie Illusionisten.

Katja kippte die braune Desinfektionslösung einfach über den Bauch, hob das Skalpell und sah hinüber zum Narkosearzt. Er würde das Zeichen geben. Wir standen in den Startlöchern, ich mit erhobenem Tupfer. Jetzt war es wichtiger denn je, dass Katja einen guten Überblick hatte. Hier ging es um Sekunden, das war allen klar.

»Und Schnitt!«, kommandierte der Anästhesist, und los ging's. Zack und zack und zack. Katja war voll in Fahrt. Ich tupfte, so schnell ich konnte, ihrem fliegenden Skalpell hinterher.

»Wo ist die Blase? Wo ist, verdammt noch mal, die Blase?«, hörte ich sie murmeln, als sie die Bauchmuskeln durchtrennt hatte. Man konnte nichts sehen. Alles war voller Blut. Ihr Skalpell hing zögernd in der Luft.

»Scheiß auf die Blase!«, erinnerte ich sie. Katja grunzte nur.

»Saugen!«, rief sie dann, und ich schwenkte das schlürfende Rohr, so präzise ich konnte. Allmählich wurde klar, dass irgendetwas ganz und gar nicht stimmte.

»Verdammt. Ein Gebärmutterriss!«, keuchte Katja. Sie warf das Skalpell auf den Instrumententisch und tauchte mit der Hand in den Bauch hinein.

»Ach du Scheiße!«

Einen unwirklich langen Moment hielt sie erstarrt inne. Keiner sagte etwas. Es war, als bliebe die Zeit stehen. Als sei jede unserer Bewegungen vor Angst eingefroren.

»Was ist los?«, flüsterte ich.

»Das Kind ist weg!«

»Das Kind ist weg?«

»Ich krieg es nicht raus. Es ist weggeflutscht!«

Weggeflutscht? Wie konnte ein Baby ihr im mütterlichen Bauch einfach abhandenkommen? Wie dumm konnte man sich eigentlich anstellen? Eine unsägliche Wut bäumte sich in mir auf. Etwas in mir weigerte sich, einfach nur danebenzustehen, während Katja hilflos schluchzend in diesem Bauch herumrührte und das Kind nicht zu packen bekam.

Es würde in seinem eigenen Blut ertrinken.

War das zu fassen? Ich war bereits drauf und dran, selber mein Glück zu versuchen und unerlaubterweise nach dem Baby zu fischen, als die Schritte von Oberarzt Dresen erklangen. Er kam in Lackschuhen direkt in den OP, wurde ohne Mundschutz einfach durchgewinkt, aus seinem Smokingjackett geschält, in einen Kittel gewickelt und mit Handschuhen versorgt und griff im nächsten Moment direkt in den Bauchraum der Frau. Sein Arm verschwand bis über den Ellenbogen im Blut. Der Stoffkittel sog sich voll bis zur Schulternaht. Sein Smokinghemd war ganz sicher nicht mehr zu retten.

»Ich hab's!«, rief er aus und zog das schmale, blau angelaufene Kind an einem Fuß heraus. »Es klemmte ganz weit oben, direkt unter der Leber«, erklärte er, als er es der Kinderärztin zur Reanimation übergab. Ich sah dem Kleinen schockiert nach. Würde es überhaupt jemals mit Bauklötzen spielen?

Dr. Dresen blieb noch so lange am Tisch, bis die Übersicht wiederhergestellt, die Blutung gestillt und die Gebärmutter vernäht war. Dann trat er ab und zog sich die blutige Festkleidung aus. Das Vernähen von Bauchfell und Muskulatur dauerte beinahe doppelt so lange wie üblich, so sehr zitterten Katja die Hände. Jetzt tat sie mir wirklich leid. Ich war froh, dass ich nicht für diese Entbindung verantwortlich gewesen war. Noch nicht. Würde ich in solch einer Situation die Nerven behalten? Hätte ich den zielstrebigen Willen, den zupackenden Griff gehabt, wenn ich an ihrer Stelle gewesen wäre? Ich war mir plötzlich nicht mehr so sicher. Ich sah, welche Anstrengung sie jeder einzelne Stich kostete. Sah, dass sie nur noch raus aus diesem OP, raus aus dieser Situation wollte, um in Ruhe ihrer Verzweiflung und ihrer Scham freien Lauf lassen zu können. Aber sie hielt sich tapfer, und sie vergaß mich nicht. Die Hautnaht überließ sie mir, bedankte sich bei allen und trat ab. Jetzt musste sie den ganzen Schlamassel noch für den OP-Bericht in Worte fassen. Ich beneidete sie nicht.

Ich ließ mir beim Nähen alle Zeit der Welt. Keine hässliche Bikininarbe sollte die junge Mutter ständig an die Dramatik dieser Entbindung erinnern. Sie hatte viel Blut verloren und nur knapp überlebt. Und auch das Kind würde, wie die Kinderärztin uns mitteilte, seine Geburt überleben. Daher war die Atmosphäre entspannt. Alle Anwesenden waren erleichtert, aber erschöpft, und niemand drängte oder hetzte mich. Es war meine erste Bikininaht. Sie wurde vielleicht nicht meine allerschönste, dafür aber blieb sie unvergessen.

FLIEGENDE CHEFSACHEN

Der Chefarzt ist so etwas wie ein König. Ein Alleinherrscher, ein Potentat. Paradoxerweise wird er eingesetzt durch die mehr oder weniger demokratische Wahl eines Krankenhausgremiums, bestehend aus Aufsichtsräten und Verwaltungsdirektoren. Was ihn zu diesem Posten qualifiziert, ist in erster Linie eine Facharztausbildung, gepaart mit reichlich Erfahrung, einer medizinisch/strukturell/ökonomischen Vision und – an Universitäten unverzichtbar – der Habilitation. Wer keinen Professorentitel vorzuweisen hat, findet in den nicht universitären Kliniken sein Auskommen.

Heutzutage gehen auch die sogenannten »Soft Skills« wie Kommunikations- und Teamfähigkeit sowie eine gewisse Führungsstärke in die Beurteilung eines Chefarztkandidaten mit ein. Als ich parallel zum Studium mit meinen Famulaturen im Krankenhaus begann, war das allerdings noch anders. Die einzigen Kriterien für eine Eignung zum Chefarzt schienen eine laute Stimme und eine gewisse Selbstherrlichkeit zu sein.

Professor Gerhard Singer galt im Landkreis als Koryphäe. Wer von den betuchten Ladies, die mit Sonnenbrille und Seidentuch im Haar gerne Sportcabrio fuhren, eine Unterleibsoperation benötigte, wandte sich an ihn. Seine Privatklinik war in einer wunderschönen alten Gründerzeitvilla untergebracht. Sie verfügte über einen lauschigen Garten für die rekonvaleszenten Damen und einen eigenen Steg, an dem seine Segeljacht und zwei kleine Ruderboote fest vertäut auf dem angrenzenden See schaukelten. Bei Föhn hatte man vom OP aus einen Panoramablick auf die Alpen. Es war einfach traumhaft.

In diesem gediegenen Ambiente sammelte ich meine ersten ausschließlich gynäkologischen Erfahrungen. Ich war in einer niedersächsischen Kleinstadt zur Schule gegangen und noch ein rechtes Landei. Vor der hektischen Unübersichtlichkeit der Universitätsklinik scheute ich zurück und schätzte mich glücklich, meine zweite Famulatur bei Professor Singer machen zu dürfen. Einige Bekannte meiner Mutter waren Patientinnen bei ihm und lobten ihn in den höchsten Tönen. Entsprechend aufgeregt radelte ich am ersten Tag in die Klinik.

Der Professor war, wie sich herausstellte, ein schlanker Herr Anfang fünfzig, der mit seinem stahlgrauen, leicht gewellten Haar und der randlosen Brille einen guten Werbeträger für Bankanlagen oder Versicherungen abgegeben hätte. Seine Augen strahlten blau, während er mich jovial lächelnd mit festem Handschlag begrüßte.

»Willkommen in meinem Schlösschen«, sagte er und wippte energetisch in seinen weißen, italienischen Lederslippern vor und zurück. Mir war auf Anhieb klar, warum die Frauen in Scharen in seine Klinik strömten. Diesem Charisma, das aus einer Mischung von gutem Aussehen, einer gewissen Arroganz und einer konzentrierten Zugewandtheit bestand, konnte keine widerstehen. Es war aufregend und einnehmend gleichermaßen. Ich schob die Schultern zurück und nahm mir vor, mein Bestes zu geben. Mich nicht dumm anzustellen. Ihn nicht zu enttäuschen.

Für Professor Singer arbeitete eine Assistenzärztin, ungefähr acht Jahre älter als ich. In der ganzen Zeit, die ich dort verbrachte, redete sie beständig über ihre Hämorrhoiden. Zuerst, dass sie damit Probleme habe. Einige Tage später berichtete sie ausführlich über ihren Besuch beim Proktologen, und später fehlte sie zwei Tage, weil sie sich die Hämorrhoiden hatte wegoperieren lassen. Danach hielt sie uns mit täglichen Beschreibungen ihrer Befindlichkeit auf dem Laufenden: ob sie sich bereits wieder setzen könne oder wie schmerzhaft ihr Stuhlgang doch sei. Ich lernte also wirklich viel über ihren Hintern. Doch manchmal fragte ich mich, warum sie das auch *ihm* erzählte. Ob das über die rein medizinische Fachsimpelei nicht doch ein wenig hinausging. Ob es vielleicht eine gewisse, subtile Anmache ihrerseits war. Oder ob er vertrauter mit ihrem Hintern war, als ich auf den ersten Blick annahm. Sie waren jedenfalls ein eingespieltes Team, wie sich vor allem im OP herausstellte.

Eines Tages assistierten wir beide Professor Singer bei einer vaginalen Gebärmutteroperation. Professor Singer saß auf einem Hocker zwischen den beinahe zum Spagat gespreizten Beinen der narkotisierten Patientin. Die Assistentin und ich quetschten uns auch noch jeweils rechts und links dazwischen, und hielten, mit dem Rücken an der Oberschenkelinnenseite der Frau lehnend, mit zwei Haken ihren Intimbereich weit auf. Es war also entsprechend eng, und wir beide verdrehten uns ganz anständig den Rücken. Das Undankbare an dieser Art der Operation ist, dass die assistierenden Ärzte überhaupt nichts sehen und daher kaum etwas lernen. Beugte ich mich, wie ich meiner Neugier entsprechend nicht umhinkonnte, ein wenig vor, um Einblick ins Geschehen zu bekommen, versperrte ich mit meinem Kopf die Sicht des Operateurs und kassierte einen mächtigen Anpfiff.

»Nimm deinen Holzkopf da weg!«, schnaubte Professor Singer sofort.

Er war ein wirklich heißblütiger Operateur. Jeden seiner Handgriffe begleitete er mit einem Ausruf wie »Ha!«, »Ja!«, oder »Jawoll!«. Wenn etwas nicht auf Anhieb klappte, dann warf er mit Flüchen um sich. Oder er ranzte einen von uns ungnädig an. Seine Assistentin kannte das offenbar und grinste unsichtbar hinter ihrem Mundschutz.

Der Herr Professor führte eine Konisation durch. Dabei wird ein Stück des Gebärmutterhalses abgeschnitten, weil es gefährlich veränderte Zellen aufweist. Häufig wird auf diese Weise ein beginnender Gebärmutterhalskrebs schon im Anfang ausgemerzt. Professor Singer hatte unter Fluchen den Konus entfernt und hielt das an der Kugelzange hängende Teil seiner Assistentin hin.

»Hier. Für die Pathologie.«

Sie gab es weiter an die OP-Schwester, die ihr eine nierenförmige Schale aus Edelstahl hinhielt, um das Fleischstückchen abzulegen. Doch leider war die daran hängende Zange zu schwer. Gemäß den Gesetzen der Gravitation rutschte das lange Instrument aus der Nierenschale und fiel zu Boden. Dabei riss es zwangsläufig den abgeschnittenen Gebärmutterhals der Patientin mit sich zu Boden. Es klirrte.

Professor Singer erstarrte.

»Was war das?« Seine Stimme klang drohend und überraschend leise.

»Ach, nichts weiter«, stammelte die OP-Schwester. Sie hatte offenbar ein vollkommen anderes Standing als Schwester Elfriede. »Ich heb den Konus nur eben wieder auf ...«

»Sie haben den Gebärmutterhals meiner Patientin fallen lassen?«, schrie Professor Singer sie an. Sein Kopf war plötzlich tomatenrot, und ich konnte seine Schläfenadern heftig hervorquellen sehen.

»Ist doch nicht so schlimm. Ich hab's gleich«, sagte die Schwester summend, als beruhige sie ein Kleinkind, während sie sich bückte.

»Nicht so schlimm?«

Professor Singer trampelte auf der Stelle, während seine Hände an die Instrumente gebunden waren. »Ich geb Ihnen gleich Ihr ›Nicht so schlimm‹, Sie dumme Kuh!«

Und mit einem wilden Schlenkern des rechten Unterschenkels schleuderte er seinen OP-Clog durch den Raum. Er flog in einem beeindruckend hohen Bogen direkt in Richtung OP-Schwester und landete auf ihrem üppigen Hinterteil, bevor sie sich wieder aufrichten konnte. Sie sagte nicht einmal »Aua«. Sie streckte den Rücken durch, wechselte die Handschuhe und reichte Professor Singer das Nahtmaterial.

»Ich glaub's einfach nicht!«, schimpfte der weiter vor sich hin, während sich seine Gesichtsfarbe langsam wieder normalisierte.

Er sprach mir aus der Seele.

Ich war wirklich erschrocken.

Wie konnte dieser eloquente, charmante und offenbar hoch gebildete Arzt sich so plötzlich in ein kleines Rumpelstilzchen verwandeln? Und warum schien es ihm überhaupt nicht peinlich zu sein? Er führte sich auf wie ein vierjähriger Trotzkopf, und alle taten so, als sei nichts geschehen. Das war doch nicht normal, oder?

Professor Singer war kein Einzelfall. An den weiteren Stationen meiner medizinischen Ausbildung geriet ich immer wieder einmal an einen dieser Choleriker. Sie schienen eine feste Riege in der Chefarztlandschaft zu bilden. Aber auch Oberärzte waren nicht gefeit vor solchen Aussetzern. Besonders anfällig für diese unangenehmen Umgangsformen schienen kleinwüchsige Chirurgen mit Napoleon-Komplex zu sein. Meist schwang in den Legenden über ihre Wutausbrüche eine gewisse Bewunderung mit. Wenn sie nicht im OP mit Schuhen schmissen, warfen sie eben mit Instrumenten oder beschimpften wahlweise ihre Assistenten, Sekretärinnen oder Krankenschwestern. Professor Singer war das erste Exemplar dieser Spezies, dem ich begegnete, und er hat sich deshalb besonders tief in mein Gedächtnis gegraben. Vor allem auch deshalb, weil er es gar nicht nötig gehabt hätte. Er war in seiner Privatklinik wirklich der uneingeschränkte Alleinherrscher. Alle unterstanden ihm, seine Assistenzärztin, dann die OP-Pfleger und -Schwestern und dann ich. An letzter Stelle stand die Reinigungsfrau, die immer bei Einbruch der Dunkelheit ankam, wenn Professor Singer in seinen Jaguar stieg. Er hätte gar nicht regelmäßig solch einen Aufruhr veranstalten müssen, denn es gab niemanden in seinem Reich, der an seiner Autorität gezweifelt hätte. Dass er uns dennoch beschimpfte, vielleicht aus Spaß, wegen erhöhten Blutdrucks oder weil er sich selbst nicht im Griff hatte, nahm ich ihm ziemlich übel.

In größeren Kliniken sieht es natürlich nicht anders aus.

Dort gibt es Chefärzte verschiedener Abteilungen, die sich in den unterschiedlichsten Gremien über den Weg laufen und womöglich um geschäftsführende Aufgaben konkurrieren. Es gibt habilitierte Oberärzte, die mindestens genauso schlau sind wie ihr Chef, und es gibt eine stattliche Anzahl junger, vor Testosteron strotzender Assistenzärzte, von denen der eine oder andere gerne auch mal eine kleine Revolte anzettelt – der Überstundenausgleich hat sich dafür stets bewährt. In diesen Zusammenhängen dient ein wöchentlicher Wutausbruch des Chefarztes der Aufrechterhaltung steiler Hierarchien, die schnelle Entscheidungsfindungen erst ermöglichen. Und damit der Stabilität des ganzen Systems. Ganz nach dem Prinzip *L'état, c'est moi* behält sich der Chefarzt (oder im Notfall auch sein oberärztlicher Vertreter) stets die letzte Entscheidung vor.

Das betrifft aber nicht nur die medizinischen Alternativen.

Professor Junghans, Vorgesetzter des bärigen Oberarztes Dresen, hatte eine Vorliebe ganz besonderer Art. Diese wirkte sich vor allem auf seine Einstellungspraxis aus. Es oblag einzig und allein ihm, aus dem Heer der sich bewerbenden Universitätsabsolventen und Jungmediziner die geeigneten Kandidaten für seine Abteilung auszuwählen. Da er sich offensichtlich von den vielfältigen Qualifikationen und den zahlreichen Bewerbungen überfordert fühlte, schien er sich die Sache dadurch zu erleichtern, dass er den infrage kommenden Personenkreis mit Hilfe der Bewerbungsfotos einschränkte. Der rothaarige Professor mit dem kleinen Kugelbauch schien eine Vorliebe für langbeinige, dunkelhaarige Damen zu haben. Das Ergebnis war dann eine langhaarige Brünette, die zusammen mit mir als neue Assistenzärztin anfing. Wir hätten Schwestern sein können, so ähnlich sahen wir uns. Als wir der Abteilung vorgestellt wurden, trafen wir dort auf Yvonne, eine weitere Brünette mit Hochfrisur, sowie auf Katja (der ich später beim Notkaiserschnitt half), die ihr braunes Haar offen unter einem Haarreif trug. Ganz offensichtlich waren Haarfarbe (braun) und Frisur (lang) die ausschlaggebenden Einstellungskriterien für die weiblichen Ärzte dieser Abteilung. Auf die Männer traf das natürlich nicht zu. Sie waren lang und dünn oder kurz und stämmig, hatten schiefe Zähne, Halbglatze oder Schmalzlocke und mussten sich nicht jeden Morgen die Haare in Form föhnen.

Katja und Yvonne trugen beide auffällig häufig, um nicht zu sagen täglich, Perlen-Ohrstecker. Das sah sehr gediegen und elegant aus, und ich fragte mich, ob das eine weitere Vorliebe meines neuen Chefs war. Ob er jeder seiner Assistentinnen womöglich anlässlich ihrer ersten selbstständig durchgeführten Operation ein Paar dieser Perlenstecker schenkte. Ob er sich einmal positiv über Perlen ausgelassen hatte oder ob sie beide einfach nur zufällig solch einen Spießergeschmack hatten. Denn ich trug damals am liebsten lang baumelnde Gehänge oder, als krankenhauskompatible Kurzversion, zwei unterschiedlich farbige Glassteine in den Ohren.

Im ganzen Krankenhaus war die gynäkologische Damenriege als die »Perlen-Fraktion« bekannt. Und ich wollte unbedingt dazugehören. Doch das war nicht nur durch Hakenhalten und Aktenschleppen getan. Vier Wochen später kaufte ich also von meinem ersten, schmalen Studentengehalt ein paar Ohrringe mit winzigen Süßwasserperlen.

Es gab nur eine einzige wirkliche Blondine in unserer Abteilung. Sie war eine tüchtige Operateurin mit weizenblondem Schwedenhaar und hatte Professor Junghans anlässlich einer Gastrotation durch ihr chirurgisches Geschick überzeugt. Doch sie lag regelmäßig im Clinch mit ihm. Entweder er zweifelte an einer ihrer Entscheidungen, oder sie widersprach ihm bei einer unserer Morgen-Besprechungen. Vielleicht waren sie auch deshalb die Einzigen, die ihre Meinungsverschiedenheiten öffentlich austrugen, weil wir aus der Riege der Brünetten insgeheim damit rechneten, den Chefarzt auf subtilere Art und Weise beeinflussen zu können. Keine von uns wagte es jemals, ihn öffentlich anzugehen. Wir versuchten dagegen, ihn mit unserem brünetten Charme von einer Therapie zu überzeugen. Ihn mit dem Zurückwerfen unserer Mahagoni-Mähne gnädig zu stimmen und uns vor Abmahnungen zu bewahren. Oder aufgrund unserer neuen, adretten, perlmuttfarben schimmernden Ohrstecker (das Einzige, was abgesehen von den Augen unter Haube und Maske zu sehen ist) mit in den OP genommen zu werden.

Im Nachhinein betrachtet, war das Ganze unglaublich peinlich.

Aber ist man erst mal in den Mühlen eines Systems und seinen Sachzwängen (und seien es braune Haare und Perlenohrringe) gefangen, kommt man da nicht so leicht wieder raus. Ich war deshalb froh, als meine Anstellung dort endete und ich mich zu neuen Ufern aufmachte. Die Perlenohrringe habe ich bis heute. Ich trage sie aber nur noch selten.

Als blutige Anfängerin ist man nicht nur abhängig von seinem Chefarzt. Die direkte Zusammenarbeit ist von der Gunst der vorgesetzten Assistenzärzte bestimmt. Denn sie sind diejenigen, die einen entweder informieren und mitnehmen oder einfach stehen lassen. Also heißt es, sich gut mit ihnen zu stellen. Assistenzärzte sind einem enormen Druck ausgesetzt. Sie müssen stets die akuten Fälle versorgen und entscheiden, ob sie das allein hinkriegen oder doch lieber den Oberarzt holen. Täuschen sie sich, könnte sich das negativ auf ihre Beziehung zum ausbildenden Oberarzt auswirken. Und der ist zumeist derjenige, der die Operationen einteilt und verwaltet. Will man seinen OP-Katalog zügig voll kriegen, also die für die Ausbildung notwendigen Operationen durchführen, dann sollte man sich Oberärzte nicht zum Feind machen.

Ich hatte nicht vor, bei meiner ersten OP vor dem Oberarzt dazustehen wie ein Volltrottel. Deshalb wollte ich schon im praktischen Jahr neben dem Blutabnehmen unbedingt auch das Nähen von Wunden lernen. Ich wusste aus Büchern und von meinen Einsätzen als Hakenhalterin, dass es verschiedene Arten des Wundverschlusses gibt. Die Einzelknopfnähte, bei der die gebogene Nadel einmal in die Haut rein und auf der anderen Seite der Wunde wieder ausgestochen wird. Dann wird verknotet und der Faden abgeschnitten. Und danach kommt der nächste Stich. Da diese Nahttechnik, ähnlich wie auch die wohlklingende Donati-Naht oder die prosaische Matratzen-Naht, hässliche Pünktchen-Narben hinterlassen kann, gibt es für kosmetisch sensible Bereiche auch die intracutane Naht. Dabei wird der Faden von Einstich zu Einstich versteckt durch die Haut gezogen und erst zum Schluss verknotet. Es fordert so viel Feinmotorik, als nähe man einen schmalen Saum. Doch einen Assistenten mit Zeit und Geduld zu finden, der einem diese vielfältigen Verschlusstechniken beibringt, ist gar nicht so einfach.

In meinem chirurgischen praktischen Jahr, nach meiner Famulatur bei Professor Singer und vor meinem Job bei Professor Junghans, hatte ich Nachtdienstpraktikum mit einem Gast-Arzt. In dieser Klinik wurde nicht kollegial gefragt, sondern per Dienstplan festgelegt, welcher Student wann Nachtdienst machen sollte. Ich hatte mir meinen Assistenten also nicht aussuchen können. Wäre es nach mir gegangen, ich hätte den schlanken, dunkelhaarigen, dauergebräunten Chirurgen genommen, der den Humor von Stefan Raab mit dem Aussehen von Antonio Banderas und dem Charme von Jude Law verband. Doch der war mir nicht vergönnt. Kein einziges Mal durfte ich mit ihm Nachtschicht schieben. Stattdessen traf ich also auf den Gastarzt. Er hatte große Aknenarben im Gesicht und irgendeinen schwerfälligen ausländischen Akzent, der mich an die Russenmafiosi der Vorabendserien erinnerte. Ich brauche wohl nicht zu betonen, dass er nicht gerade der Liebling des Chefarztes war, und auch ich fürchtete mich ein wenig vor ihm. Als an diesem Abend eine Privatpatientin verunglückte, musste er mit dem Chefarzt operieren. Dieser schien ihn bei der Operation auf die Probe stellen zu wollen. Er ließ dem Gastarzt freie Hand bei seiner Patientin, doch allen war klar, dass er ihm bei dem kleinsten Missgeschick die OP entziehen würde. Was das für seine Beurteilung bedeuten konnte, darüber wagte ich nicht zu spekulieren.

Die Spannung war in der Luft zu spüren. Die OP-Leuchten schienen intensiver zu brennen als sonst, die Hitze nahm beständig zu, und selbst die geschwätzige OP-Schwester hielt den Mund. Ich arbeitete hoch konzentriert, hielt die Haken zum richtigen Zeitpunkt an die richtige Stelle, gab ungefragt Strom und wies nonverbal auf noch blutende Stellen hin. Wir arbeiteten zusammen, als wären wir ein seit Jahren eingespieltes Team. Ich ahnte jede Bewegung des Gastarztes voraus, reagierte auf die kleinste Geste und kam ihm mit Tupfer und Licht zu Hilfe. Der Chefarzt machte nur einige wenige herrische Bemerkungen, doch im Großen und Ganzen verlief der Eingriff ohne Zwischenfälle. Das ganze Team atmete erleichtert auf, als der Chef als Erster den Saal verließ.

Natürlich bedankte sich der Gastarzt nicht bei mir. Ich war nur Praktikantin. Aber als später in der Nacht ein Mann mit einer großen Schnittwunde an der Hand in die Notaufnahme kam, rief er mich gleich dazu. Er zeigte mir geduldig die verschiedenen chirurgischen Knoten und ließ mich Stich für Stich die ganze Wunde nähen. Die Krankenschwester, die danebenstand und die Augen verdrehte, weil er eine Anfängerin ranließ, ignorierte er großzügig.

Nicht immer sind es nur die medizinischen Talente, die gefragt sind und mit denen sich kollegiale Beziehungen festigen lassen.

Als ich Assistenzärztin war, stieß eines Tages plötzlich eine neue Ärztin, Agatha, zu uns. Sie war etwas älter als ich und kam aus einem der ehemaligen Sowjetstaaten Litauen, Estland oder Lettland. Genau weiß ich das nicht mehr. Aber an eines erinnere ich mich noch sehr gut: Sie war bereits in ihrer Heimat fertige Ärztin, doch ihr Abschluss wurde bei uns nicht anerkannt. Um die Anerkennung zu bekommen, musste sie in Deutschland noch einige Zeit in einer Klinik arbeiten. Sie hatte deshalb einen merkwürdigen Vertrag, arbeitete Vollzeit, bekam aber nur so viel Gehalt wie ein Arzt im Praktikum. Es war erbärmlich, wie das Krankenhaus ihre Situation ausnutzte.

Agatha war klein und zierlich. Sie wirkte seit ihrem ersten Tag irgendwie fehl am Platze. Wie verkleidet stand sie neben uns auf dem Flur herum und lächelte. Hätte sie nicht diesen tiefschwarzen, strubbeligen Teufelsschopf auf dem Kopf gehabt, man hätte sie für ein feines Elfenwesen halten können und sich nicht gewundert, hätte sie ihren weißen Kittel ausgebreitet und wäre davongeflogen. Sie wurde meistens übersehen. Vom Chefarzt sowieso, aber auch von uns Kollegen. Wir wussten zunächst nicht viel mit ihr anzufangen. Wir konnten nicht einschätzen, was sie wusste. Was sie so draufhatte und was nicht. Bestimmt, so dachten wir, hatte sie dort im Osten andere Medikamente verwendet. Womöglich andere OP-Techniken erlernt. Und was den Umgang mit den Patientinnen anging, da waren wir auch eher skeptisch. Denn obwohl Agatha, wie sie sagte, Deutsch in der Schule gelernt hatte, gab es einige Kommunikationsprobleme. Die von ihr erstellten Krankengeschichten wiesen Lücken auf, und es kostete uns immer Extra-Zeit, sie nochmals mit den Patientinnen durchzugehen, um nichts zu übersehen. Auch war sie im Umgang mit dem Ultraschall recht unbedarft, was wahrscheinlich auf eine schlechte Ausstattung ihrer Heimatkliniken mit hoch auflösenden Geräten zurückzuführen war. Wie auch immer, stets holte sie einen von uns dazu, wenn sie ihre Ultraschall-Untersuchungen durchführte, was uns natürlich von unserer Routine-Arbeit abhielt. Die Arztbriefe und

Abendvisiten erledigten sich ja schließlich nicht von allein. Irgendwie hatten wir alle den Eindruck, dass wir viel Zeit in Agatha investieren mussten und nur wenig zurückbekamen. Nicht jeder war davon angetan. Nicht jeder verfügte über dieses ärztliche Solidaritätsgefühl, eine Kollegin wochen-, ja monatelang durch Überstunden zu unterstützen, bis sie einigermaßen selbstständig arbeiten konnte. Wir seufzten viel und straften sie mit genervten Blicken, aber natürlich ließen wir sie nicht hängen. Sie tat uns leid.

Das änderte sich, als es wieder November wurde und der Dienstplan für die Weihnachtsfeiertage erstellt werden musste. Wie immer gab es ein großes Geziehe und Gezerre, wer denn an Heiligabend den Dienst bestreiten würde, wer den Hintergrunddienst übernahm und wer dafür im Gegenzug an Silvester dran war.

»Ich hatte letztes Jahr an Weihnachten Dienst. Dieses Jahr hab ich meinem Mann versprochen, dass ich eine Weihnachtsgans brate«, sagte die eine.

»Ich musste letztes Silvester in der Hintergrundbereitschaft wegen voreiliger Zwillinge und einer geplatzten Eileiterschwangerschaft zweimal von meiner Party weg. Mit Sprudel anstoßen ist doch öde!«, beklagte sich ein anderer.

Immer mehr wütende Schwiegereltern oder enttäuschte Kinderaugen wurden ins Feld geführt. Jeder legte sich ein noch schlagenderes Argument zurecht als der Nebenmann, um seinen Standpunkt überzeugend rüberzubringen. Wir saßen im Konferenzraum um den Dienstplan herum, senkten die Köpfe wie bei einem Pokerspiel und sahen uns nicht in die Augen. Plötzlich hörten wir Agathas helle Stimme, die mit einem Satz mit dem ihr eigenen, ungewöhnlichen Akzent unser aller Leben veränderte.

»Ich übernehme den Weihnachtsdienst freiwillig«, sagte sie.

»Ehrlich?«, fragte ich bewundernd. Und auch ein wenig misstrauisch. Warum wollte sich Agatha auf diese unglaubliche Art bei uns einschleimen? Anscheinend hatte sie es bitter nötig. Dafür tat sie mir natürlich sofort wieder leid. Mein Kollege mit den drei Kindern, der letztes Jahr weder Weihnachten noch Silvester Dienst gehabt hatte und eigentlich dran wäre, klopfte ihr freundschaftlich auf die Schulter.

»Super!«, sagte er nur und trug sich schnell am zweiten Weihnachtsfeiertag in den Dienstplan ein. Damit war die Sache für ihn erledigt. Er wollte offensichtlich kein Wort mehr darüber verlieren und erhob sich schon mal, um den Raum zu verlassen.

»Das macht dir auch wirklich nichts aus?«, fragte die andere Kollegin ungläubig. Der dreifache Vater sah sie an, als würde er ihr am liebsten eine Sauerstoffmaske überstülpen, um sie zum Schweigen zu bringen. Was, wenn Agatha uns allen nur ein schlechtes Gewissen machen wollte?

»Ich kann das von jetzt an jedes Weihnachten tun.«

Es war, als lege sie absichtlich noch einen drauf. Als erhöhe sie gezielt den Einsatz. Dabei zeigte sie ihr typisches, geduldiges Lächeln. Wir waren platt. Keiner wusste so recht, was er von diesem Angebot halten sollte. Ob wir es wirklich annehmen durften oder ob das nur eine weitere gnadenlose Ausbeutung von Agatha wäre, die nicht einmal der dreifache Vater über sich brachte.

»Das sehen wir dann im nächsten Jahr«, sagte er beschämt.

»Nein. Ist schon okay. Ich bin Jüdin, wisst ihr. Wir feiern Weihnachten gar nicht. Wir feiern Chanukka.«

»Du bist Jüdin?«

»Sie ist Jüdin!«

»Ist ja toll!«

»Was ist Chanukka?«

Wir quasselten alle aufgeregt durcheinander. Agatha lächelte weiter und erklärte uns alles ganz genau. Erst jetzt erfuhren wir, dass auch sie verheiratet war und zwei Kinder hatte. Dass Chanukka ein achttägiges religiöses Lichterfest der Juden ist, an dem die Kinder Geschenke bekommen und Agatha gerne Kartoffelpfannkuchen machte. Eine Welle von Erleichterung und Dankbarkeit erfasste uns alle.

»Selten überschneiden sich die Chanukka-Tage mit Weihnachten. Aber bestimmt nicht in den nächsten Jahren, soviel ich weiß«, sagte Agatha.

»Du kannst die ganzen acht Tage dienstfrei haben, wir wechseln uns dann eben öfters ab«, sagte einer, und wir alle nickten.

Wir waren froh, dass wir dieses Geschenk nicht als Almosen annehmen mussten. Wir wollten nicht allzu sehr beschämt werden von diesem fremdartigen, freundlichen Wesen. Deshalb machten wir sie postwendend zu einer von uns. Wir fragten sie um Rat, nahmen sie mit zum Essen und deckten sie, wenn nötig, auch mal vor dem Chefarzt. Wir fanden heraus, dass sie über einen feinen, ironischen Witz verfügte und hervorragend EKGs lesen konnte. Eine Fähigkeit, die den meisten Gynäkologen abgeht. Und als der Tag kam, an dem sie ihre Anerkennung erhielt, machten wir uns stark dafür, dass sie fest angestellt wurde. Eine Hand wäscht die andere, so heißt es doch. Und wir wollten Agatha auf keinen Fall mehr verlieren.

DOKTOR SPIELEN IN DAMASKUS

Ein Doktortitel klingt gut und macht etwas her.

In der Medizin gehört er dazu wie ein Porsche zum Investmentbanker oder die High Heels zum Model. Er verleiht dem beruflichen Auftritt einfach mehr Gewicht. Natürlich klingt die synonym zur Berufsbezeichnung der Ärztin verwendete Anrede »Frau Doktor« auch nicht schlecht. Aber ich wollte mehr. Ich wollte zeigen, dass ich wissenschaftlich arbeiten kann. Also entschied ich mich dafür, während des Studiums zu promovieren.

Die Wahl des Fachbereichs, in dem ich die Doktorarbeit schreiben wollte, fiel mir nicht schwer. Angesichts meines idealistischen Vorhabens, mich nach Abschluss meines Studiums in Afrika zu betätigen, fand ich es äußerst sinnvoll, mich genauer mit der Tropenmedizin zu befassen. Im Studium der Humanmedizin ist das ein eher vernachlässigtes Randgebiet. Man streift es nur gelegentlich, im Bereich der Vorklinik beispielsweise in den Vorlesungen der Parasitologie. Dort geht es um Würmer, die sich im Körper fortbewegen und durch die Augäpfel wandern können. Oder um Fliegen, die ihre Eier in trocknende Wäsche legen, aus denen dann die Maden direkt unter die menschliche Haut kriechen.

Später, im klinischen Teil des Studiums, begegnete mir

die Tropenmedizin auf der Infektionsstation in der Inneren Medizin. Dort lagen Touristen mit Gelbfieber, Malaria, Typhus oder einem anderen, ansteckenden Reiseandenken. Das fand ich prima. Ich wollte alles über die Würmer und Malaria wissen, denn das waren die Krankheiten, die ich aus Afrika kannte. Also fing ich in meiner Freizeit als unbezahlte Praktikantin im Tropeninstitut an. Reihenweise gab ich Daten in Excel-Programme ein und fragte jeden, der dort ein und aus ging, ob er nicht ein Promotionsthema für mich hätte. Ich wusste, dass es Forschungen zur Übertragung von Aids von der Mutter auf das Ungeborene bei Schwangeren in Afrika gab. Genau das wollte ich machen. Ich war geradezu versessen auf dieses Thema, denn es würde mich zurück auf meinen geliebten afrikanischen Kontinent führen. An die fünf Jahre waren vergangen, seit ich Kalemie verlassen und mir selbst das Versprechen gegeben hatte, zurückzukehren. Hier bot sich nun die einmalige Gelegenheit, dies auch wirklich einzulösen. Zudem vereinte das Thema die mir in Frankreich so lieb gewordene Frauenheilkunde mit der Tropenmedizin. Es war einfach ideal! Ich malte mir aus, wie ich auf Drittmittelkosten ein paar aufregende Monate in Tansania oder Kenia verbringen und dort allen Schwangeren helfen würde.

Doch es gab dann leider erstens kein Geld, und zweitens galt es als zu gefährlich, weshalb die ganze Aktion abgeblasen wurde. Enttäuscht stellte ich fest, dass ich entweder zu Hause bleiben oder mich für ein anderes Thema entscheiden musste. Das Einzige, was im Tropeninstitut gerade noch im Angebot und mit einem Auslandsaufenthalt verbunden war, war eine Dosisfindungsstudie bei der Behandlung der Orientbeule. Orientbeule. Wie das schon klang.

Dabei handelt es sich um eine von Mücken übertragene Hautkrankheit, bei der zumeist runde Geschwüre entstehen, die lange Zeit vor sich hin eitern und später Fünf-Mark-Stück große Narben hinterlassen können. Da die Mücken nur an unbedeckten Hautstellen stechen, werden die orientalischen Frauen zumeist im Gesicht entstellt. Gut, es war nur eine Hautkrankheit, aber immerhin eine tropische, und deshalb nahm ich die Studie an. Sie führte mich zumindest nach Syrien. Für ganze drei Monate.

Ich flog nach Damaskus und wohnte bei einer Deutschen, die mit einem syrischen Orthopäden verheiratet war. Sie vermieteten mir eine kleine, einzimmrige Gartenwohnung, vollgestellt mit einem riesigen geschnitzten Bett und einem überdimensionalen Schrank. Er hatte quietschende Türen und meine Pullover waren, als ich sie später wieder einpackte, voller Mottenlöcher. Das Bad war türkis gestrichen und die Heimat einer weit verzweigten Familie von Kakerlaken. Wie viele von ihnen ich auch erlegte, sie schienen niemals weniger zu werden. Ich hatte mir angewöhnt, meine Badelatschen stets in der Hand zu halten, anstatt sie an den Füßen zu tragen, wenn ich duschen ging. Denn sah ich aus dem Augenwinkel einen dunklen Fleck an der Wand, war es mit Sicherheit eines dieser schwerflügeligen Monster. Sie waren schnell, diese Viecher, aber da ich nicht wollte, dass sie ihre Eier in meinen Kulturbeutel legten, um eine weitere Generation der Ihren nach Deutschland zu verschiffen, wurde ich zur perfekten Killermaschine. Rechts, links, rechts klatschten meine Latschen auf die gemauerten Duschkabinenwände, und die Parasiten fielen herab wie reife Pflaumen. Abgesehen von diesen regelmäßig stattfindenden Massakern war das Leben in der Gartenwohnung idyllisch. Die Morgensonne fiel rosa durch eine hohe Wand Bougainvilleen, und die kühlen Kacheln atmeten einen Hauch maurischer Geschichte.

Jeden Tag tigerte ich also in die Uniklinik und spritzte mit haarfeinen Nadeln Medizin in die aufgequollenen Ränder der Orientbeulen. Schnell lernte ich ein paar Standardsätze auf Arabisch, um mit den Frauen und Kindern zumindest ein wenig sprechen zu können. Die Männer ließen es sich zumeist nicht nehmen, ihre Englisch- oder Französischkenntnisse vorzuführen.

»Fi wadja (Tut's weh)?«, fragte ich also immer besorgt, um die Wirkung der Betäubungsspritze zu überprüfen.

»Ma tibki (weine nicht)«, sagte ich tröstend, wenn ein Kind vor Angst in Tränen ausbrach.

Regelmäßig wurde der Therapieerfolg durch Biopsien überprüft, kleinen Gewebeproben, die ich mit einer Mini-Stanze entnahm und im Mikroskop auswerten musste. Da saß ich dann in den kahlen Klinikräumen auf einem wackeligen Metallstuhl, kniff die Augen zusammen und zählte die ovalen, dunklen Punkte in den Ausstrichen. Je mehr Punkte, desto schlimmer der Befall. Über Stunden sah ich mir nichts anderes an als diese in verschiedenen Blautönen gehaltenen Bildchen und wankte nachmittags in der trockenen Hitze nach Hause.

Einsam war ich dort nicht. In Damaskus gab es eine eingeschworene Gemeinschaft deutsch-syrischer Familien, die mich großzügig in ihren Kreis aufnahm. Es waren häufig deutsche Frauen, die mit ihren syrischen Männern hier lebten. Viele Ärzte waren darunter, die in Deutschland studiert hatten. Einer davon, Arman, war Gynäkologe. Er war ein armenischer Christ von quadratischer Figur, nur etwa einen Kopf größer als Danny de Vito. Seine blonde Frau Sabine überragte ihn trotz flacher Sohlen um mindestens zehn Zentimeter. Ich traf die beiden regelmäßig zum Abendessen bei meinen Gastgebern, wo bei Kichererbsenmus, Petersiliensalat und gebratenem Huhn über die Inflation und die neuesten Verfehlungen von Assad diskutiert wurde.

Als mir nach einigen Wochen Arbeit an der Studie die ständigen Beulen an Armen, Beinen, Wangen und Nasen auf die Nerven gingen, fragte ich Arman, ob ich ihn einmal in seiner Sprechstunde besuchen dürfe. Ich war hocherfreut, als er mich tatsächlich in seine Praxis einlud.

Sie lag an der Ecke einer verkehrsreichen Hauptstraße. Der Staub, der die ganze Stadt mit einem wüstenartigen Schleier überzog, hatte sich auf dem Praxisschild niedergeschlagen, sodass es wirkte wie die Inschrift eines tausendjährigen Tempels. Hinter einer schweren Holztür kam ich in einen dreckigen Flur, musste zwei abgeschlagene Granittreppen aus den Siebzigerjahren hinaufsteigen, um endlich in Armans Reich zu gelangen. Es war eine ernüchternde Erfahrung.

Das Wartezimmer war überfüllt. Dicht an dicht saßen die mit Kopftüchern verhüllten Patientinnen und schwitzen unter ihren langen Mänteln in der Hitze. Die Luft, die nach einer Mischung aus Schweiß, dem schwerem Parfüm der Damen und Desinfektionsmittel roch, wurde von einem altersschwachen Ventilator zu einem zähen Sirup verquirlt.

Als ich in sein Sprechzimmer trat, saß Arman hinter seinem Schreibtisch und rauchte. Dabei sprach er mit großen Gesten zu einer seiner Patientinnen. Er nickte mir kurz zu und forderte die Frau dann auf, sich auf den Untersuchungsstuhl zu setzen. Praktischerweise brauchte sie sich nicht zu entkleiden. Sie griff mit einer raumgreifenden Bewegung unter Mantel, Rock und das überlange Kopftuch, das ihr bis auf die Hüften fiel, und zuppelte unter den wallenden Stoffmassen ein zartes Spitzenhöschen hervor. Sie knüllte es beschämt in der Faust zusammen, steckte es in die Manteltasche und schritt, noch immer verhüllt, auf den Untersuchungsstuhl zu. Als sie auf den stählernen Sitz hinaufgeklettert war, achtete sie penibel darauf, dass ihre Knie noch vom Mantel bedeckt waren.

Arman machte zu meiner Überraschung auch jetzt seine Zigarette nicht aus. Er hielt den halblangen Glimmstängel lässig zwischen den Lippen, während er im Unterleib der Frau herumhantierte. Ein schwarzhaariger Clint Eastwood der Frauenärzte. Als schon der Filter glühte, nahm er ihn kurz heraus, drückte ihn am Gestänge des Untersuchungsstuhls aus, warf ihn zu Boden und fuhr mit seiner Untersuchung fort. An diesem Vormittag rauchte er eine ganze Schachtel.

Als ich ihn später bei einem Abendessen mit meinen Gastgebern einmal darauf ansprach, ob er nicht wenigstens aufs Rauchen verzichten könne, wenn er die Hände in einer Patientin habe, reagierte er extrem ungehalten.

»Es ist meine Praxis. Dort kann ich tun und lassen, was mir gefällt!«

»Aber denk doch mal an die Frauen. Der Rauch ist gesundheitsschädlich. Und unhygienisch ist es auch.«

»Quatsch. Ich rauche seit Jahren und lebe immer noch.«

»Es hat aber auch etwas mit Respekt gegenüber den Patientinnen zu tun«, wandte ich noch ein. Doch Arman hörte mir schon gar nicht mehr zu. Er hatte sich an seinen Nachbarn gewandt und war in ein schnelles Wortgefecht eingetreten, von dem ich kein Wort verstand. Jeden weiteren Versuch, mit ihm zu reden, überhörte er. Er antwortete nicht auf meine Fragen und fiel mir immer wieder ins Wort. Irgendwann saß ich nur noch daneben und fühlte mich wie Luft. Oder wie der Rauch, der aus seinen niemals verlöschenden Zigaretten aufstieg und verblasste.

Ganz offensichtlich wollte er sich von mir nichts sagen lassen. Ich war zu jung, und ich war eine Frau. Dass ich gerade im Begriff war, zu promovieren, machte alles noch schlimmer, denn Arman führte keinen Doktortitel. Er saß klein und fett auf dem Sofa, lehnte sich zurück und ignorierte mich. Strafte mich mit der Verachtung des überlegenen Machos. Hin und wieder streifte mich noch ein Blick, in dem seine plötzliche Geringschätzung sich mit kalkuliertem Interesse zu einer anzüglichen Grimasse vereinigte. Diesen Blick kannte ich von den Straßen von Damaskus. Er begleitete die Rufe, die mir häufig hinterherschallten, wenn ich allein durch die Gassen ging. Er schwang mit in dem provokanten Schnalzen, mit dem die Männer mich verfolgten.

Er sollte mich verunsichern, aber er machte mich nur wütend. Ich wünschte mir, ich könnte mich in dieser wunderschönen Stadt mit ihrem engen Souk, den Gerüchen nach Wasserpfeife und starkem, süßem Kaffee, dem penetranten Hupen und den melodisch-melancholisch klingenden Muezzinrufen wirklich frei bewegen. Doch noch nicht einmal im Privaten war ich frei genug, eine eigene Meinung haben zu dürfen? Ich tat mir plötzlich selbst ganz schrecklich leid und ging nur noch selten zu den gemeinsamen Abendessen.

Meine syrischen Arztkolleginnen waren da viel cooler. Sie trugen schlichte oder wild gemusterte Kopftücher, die sie mit raffinierten Tricks so feststeckten, dass sie zwar kein einziges Härchen sehen ließen, aber die Augen besonders betonten. Sie waren schlau und lustig, und in medizinischen Belangen ließen sie sich nicht die Butter vom Brot nehmen. Ich wurde auf den Klinikfluren mehrfach Zeugin intensiver Diskussionen mit männlichen Kollegen, von denen ich zwar nicht viel verstand, aus denen die Ärztinnen aber nicht selten mit einem feinen Lächeln als Siegerinnen hervorgingen. Bei der Hochzeit einer Kollegin, zu der ich ebenfalls eingeladen war, erlebte ich sie alle in Hochform. Da nur Frauen anwesend waren, trugen sie ihr Haar offen und tanzten trillernd um die Wette. Und sie nahmen, was ihre Männer anging, kein Blatt vor den Mund.

»Achte drauf, dass er es dir auch anständig im Bett besorgt«, riet eine von ihnen der jungen Braut. Die kicherte nur.

»Ja, lass ihn nicht mehr ran, bis er kapiert hat, was du magst«, sagte eine andere.

»Meiner kommt beinahe jede Nacht. Meinst du, ich würde das mitmachen, wenn es keinen Spaß machen würde?«, meinte die erste wieder.

»Bist wohl eine ganz Scharfe?«

»Halb so schlimm. Meine Cousine haben sie neulich verhaftet, weil sie am Straßenrand stand und immer ihren Mantel öffnete, wenn ein Mann vorbeikam. Drunter trug sie nichts als rote Reizwäsche.«

»Und dann?«

»Kam sie in die Psychiatrie.«

»Echt?«

»Siehst du, deshalb heiratest du. Damit dir so was nicht passiert.«

Sie schlugen sich gegenseitig auf die Schenkel vor Lachen.

Im Schwimmbad machte ich die Bekanntschaft von Bettina, einer Deutschen, die nur ein paar Jahre älter war als ich und irgendwie flippig aussah. Sie passte so gar nicht in diese Welt der Araberinnen und deutschen Hausmütterchen. Ihr Haar trug sie tiefschwarz gefärbt und zu einem asymmetrischen Bob geschnitten, und sie hatte zwei goldene Ringe im linken Ohr. Trotz des extrem sonnigen Klimas – hatte ich schon erwähnt, wie heiß es dort war? – war ihr Teint der einer Gothic-Anhängerin. Ein Wunder, dass ich ihr überhaupt begegnete, sie schien nur selten außer Haus zu sein. Nach ein paar Sätzen Smalltalk war ich schon für den Abend in ihren Garten eingeladen. Und da ging ich nun ständig hin. Angemeldet oder auch nicht, bekam ich dort nach meinen Tagen in der Uniklinik immer einige Gläser Weißwein und Bettina rauchte eine schlanke Merit-Zigarette nach der anderen.

Sie kam ursprünglich aus Bremen und hatte Modedesign in Rom studiert.

Dort hatte sie Massimo kennengelernt, einen attraktiven italienischen Kunststudenten, und sich sofort in ihn verliebt. Nach einigen Wochen gestand er ihr, dass er eigentlich Syrer war und Mohammed hieß. Doch das war Bettina herzlich egal. Sie lebten ein aufregendes Boheme-Leben. Es war die große Liebe, an der sich auch nichts änderte, als sie schwanger wurde. Aber kurz darauf starb sein Vater, und jemand musste nach der Olivenplantage in Syrien sehen. Massimo war der Älteste der Söhne, und Bettina begleitete ihn nach Damaskus. Seitdem war sie nie wieder nach Deutschland zurückgekehrt. Ihre erste Tochter war hier geboren worden und ihre zweite auch. Massimo war jetzt das Familienoberhaupt und verließ das Haus manches Mal mit einer Pistole im Gürtel. Und er ließ keinen Zweifel daran, dass er seine Töchter mit Gewalt zurückholen würde, sollte Bettina je auf den Gedanken verfallen, mit ihnen nach Deutschland zu gehen.

»*Nicht ohne meine Tochter*, kommt dir das bekannt vor?« Bettina grinste schief.

»So schlimm?« Ich konnte mich gut an den Aufruhr um diesen Bestseller einer Amerikanerin erinnern, die mit ihrer Tochter vor ihrem iranischen Ehemann geflohen war.

»Ich liebe ihn, weißt du. Aber bei der Vorstellung, den Rest meines Lebens in dieser staubigen Stadt leben und dabei zusehen zu müssen, wie meine Töchter sich in Kopftuch-Barbies verwandeln, die Mega-Machos anhimmeln, könnte ich kotzen.«

Ich verstand sie nur zu gut. Mir gingen die Typen ja selbst auf die Nerven. Zugegeben, sie waren glutäugig, hatten hohe Stirnen und wunderschöne Adlernasen. Aber an ihrer Einstellung zu Frauen mussten die meisten von ihnen noch arbeiten, das lag auf der Hand.

Eines Abends trug Bettina auch nach Sonnenuntergang noch ihre Sonnenbrille.

»Mach hier nicht einen auf obercool und nimm doch bitte das Ding ab, ja?«, forderte ich sie schnippisch auf. Ich bevorzuge es, meinem Gegenüber in die Augen sehen zu können. Bettina zögerte leicht, nahm dann aber die Brille ab und klappte sie umständlich zusammen. Sie hatte ein fettes Veilchen über dem rechten Auge.

»Was ist passiert?« Ich war entsetzt, aber nicht wirklich überrascht.

»Wir hatten mal wieder Streit.«

»Mal wieder? Willst du damit sagen, es kommt öfters vor, dass er dich verprügelt?«

»Nein, aber diesmal hatte ich ein Messer.«

»*Du* hattest ein Messer?«

Bettina zuckte die Schultern und sah mich traurig an.

»Ich hatte die Schnauze voll. Bin wohl ein wenig ausgetickt. Hab mir mein größtes Küchenmesser geschnappt und es ihm unter die Nase gehalten.«

»Aber warum? Hat er dich bedroht?«

»Ach, was weiß ich. Wegen allem. Ich bin einfach ausgerastet.«

»Und er?«

»Er hat mir mit der rechten Faust das Messer aus der Hand geschlagen und mit der linken eine verpasst.«

Sie setzte die Brille wieder auf und hatte plötzlich einen trotzigen Ausdruck um den Mund. Dann schenkte sie mir Wein nach, und wir stießen die Gläser so hart gegeneinander, dass sie beinahe zerbrochen wären.

Sechs Wochen später hatte sie eine Fehlgeburt.

»Schade. Das war unser schöner Versöhnungssex«, sagte sie mit verrutschtem Lächeln. »Aber noch eine Tochter hier großzuziehen, hätte ich vielleicht nicht ertragen.«

Bettina war eine Freundin und keine Patientin, aber trotzdem machte sie mir das erste Mal bewusst, wie sehr das

Leben, die Liebe und die Leidenschaften sich in den Körper von Frauen einschreiben. Da kann ich heute, nach all den Jahren als Frauenärztin, wirklich ein Lied von singen.

Als ich wieder in Deutschland war, habe ich ihr noch zweimal geschrieben, doch dann verlor ich den Kontakt. Manchmal frage ich mich, ob sie dort heute noch sitzt, in ihrem staubigen Garten, Weißwein trinkt und vor sich hin raucht. Oder ob sie jetzt, da ihre Töchter groß sind, endlich ihre eigene Boutique eröffnet hat. Für Lederkleidung, davon hat sie immer gesprochen. Vielleicht hat sie ja ein Geschäft in Rom oder in Bremen. Vielleicht aber auch in Damaskus.

Sylvia war aus ganz anderem Holz geschnitzt. Sie war nicht so hart, so zäh und so stolz wie Bettina. Sie war weich und blond, hatte rosige Wangen und einen ähnlichen Idealismus wie ich. Ich traf sie in der Kantine der Uniklinik, zwei Tage nachdem sie in Syrien eingetroffen war, und stellte fest, dass auch sie eine Medizinstudentin war. Sie hatte ihr Studium bereits abgeschlossen und wollte einen Teil ihres praktischen Jahres in Damaskus in der Frauenheilkunde verbringen. Dafür lernte sie schon seit zwei Jahren Arabisch, konnte es nicht nur sprechen, sondern auch schreiben, was ich für eine außergewöhnliche Leistung hielt. Denn diese Schrift, die wie eine wunderschöne Borte aussieht und von rechts nach links zu lesen ist, war für mich bisher so etwas wie eine magische Zauberformel, ein faszinierender Geheimcode aus der Welt von Tausendundeiner Nacht. Dass Sylvia ihn entschlüsseln konnte, erfüllte mich mit Bewunderung. Ich erkor sie zu meiner neuen besten Freundin und hatte vor, ihr während meiner letzten verbleibenden Wochen nicht mehr von der Seite zu weichen. Da ich nun schon seit zwei Monaten im Land war und mich recht gut in der Stadt auskannte, gab ich die Fremdenführerin für Sylvia. Ich zeigte ihr den Basar und die Omajadenmoschee, und wir machten lustige Fotos von uns in den langen, schwarzen Kapuzenumhängen, die wir für unseren Moscheebesuch umlegen mussten, um ordentlich verhüllt zu sein. Für das Wochenende darauf planten wir einen Ausflug zu alten römischen Ausgrabungen im Umland.

Aber Sylvia hatte plötzlich Wochenenddienst, und ich hatte meine Fahrkarte schon gekauft. Also machte ich mich allein auf den Weg.

In dem Bus saßen auffällig viele Soldaten in sandfarbener Tarnkleidung, beeindruckende Maschinengewehre gekreuzt vor der Brust. Wahrscheinlich waren sie auf dem Weg zu den Golan-Höhen. An der Abzweigung, wo eine kleinere Straße weiter zu der Ausgrabung führte, sprang ich aus dem Bus und suchte ein Taxi. Taxis sind eigentlich überall in Syrien zu finden. Sie sind gelb, tragen manchmal einen arabischen Schriftzug an den Seiten und sehen aus, als seien sie gerade noch mal dem Bagger auf dem Schrottplatz von der Schippe gesprungen. Man kann sie in der Großstadt für die üblichen Kurztrips anhalten, man kann sie aber auch aus dem Stand für ganze Tage buchen. Ich hatte mir das Weiterkommen also völlig unkompliziert vorgestellt, bis sich herausstellte, dass der kleine Ort an diesem Knotenpunkt aus nicht viel mehr als einer Tankstelle und einer Handvoll flacher, weißer Häuser bestand. Kein Taxi weit und breit. Nur eine verstreute Herde gerupft aussehender Ziegen.

»Taxi?«, rief ich dem Mann an der Tankstelle entgegen. »Gibt es hier kein Taxi?«

Er sah mich beleidigt an und schüttelte den Kopf. Als aber kurz darauf ein weißer Pick-up um die Ecke bog, kam Leben in ihn. Mit beiden Armen fuchtelnd hielt er den Wagen an. Es wurde verhandelt, und am Ende war ich für eine vergleichsweise hohe Summe auf dem Weg zu meiner Ausgrabung. Ich hätte für diesen Preis den Bus von Damaskus bis Aleppo nehmen können, aber der Beduine, der da neben mir am Steuer saß, schien Erfahrung mit Touristen zu haben. Er hatte meine Entdeckerfreude eiskalt mit einkalkuliert, und ich hatte zähneknirschend den Preis bezahlt. Ich hatte ja keine andere Wahl, wenn ich nicht unverrichteter Dinge wieder nach Damaskus zurückkehren wollte.

Ich sah meinen Chauffeur von der Seite an. Sein Turban saß leicht schief, und seine Galabia war fleckig. Er hatte sich mindestens fünf Tage lang nicht rasiert und roch wie eine Herde Ziegen. Wahrscheinlich, so überlegte ich, war er auf dem Weg aus der Stadt zurück zu seiner Familie, die irgendwo in der weiten Ferne der steinigen Wüstenlandschaft unter den schwarzen Spitzen eines Beduinenzeltes saß und ihn erwartete. Er war aber alles andere als ein freundlicher Daddy. Nach zwanzig Minuten legte er seine Hand auf mein Knie und hielt an. Ich riss die Tür auf und sprang aus dem Wagen.

»Was soll das denn?«, fuhr ich ihn an.

»Doppelter Preis, ich fahre weiter.«

»Bist du verrückt? Der Preis ist vereinbart.«

Er legte die Handflächen aneinander und schmiegte sie gegen die linke Wange, den Kopf geneigt.

»Komm.« Er machte eine Bewegung mit dem Kopf, dass ich ihm folgen solle, und bewegte sich einen Schritt vom Wagen weg.

»Komm, wir legen uns hinter Busch.«

Mein Herz setzte einen Schlag lang aus. Hatte ich das jetzt richtig verstanden, dass dieser stinkende Kerl mir entweder mein ganzes restliches Geld abnehmen oder mich gleich hinter dem nächsten Busch vergewaltigen würde? Oder vielleicht sogar beides?

Ich sah mich hilfesuchend um. Aber da waren nur die steinigen Felder, die blauvioletten Berge im Hintergrund und der weißglühend erbarmungslose Himmel. Kein Haus zu sehen. Kein Ort. Nicht mal ein Baum. Nur dieser verdammte Busch.

Der Beduine packte mein Handgelenk. Ich riss mich mit einer heftigen Bewegung los und fing an zu laufen. Ich hatte keine Wahl, ich lief die Straße, die wir gekommen waren, einfach wieder zurück. Irgendwann musste doch ein anderes menschliches Wesen auftauchen. Auch wenn ich mich nicht daran erinnern konnte, an irgendeinem Haus vorbeigekommen zu sein, seit wir die Tankstelle verlassen hatten.

Hinter mir startete der Pick-up.

Ich hörte an den knirschenden Reifen, dass er wendete, aber ich sah mich nicht um. Ich lief weiter. Es war heiß, und der Schweiß rann mir in die Augen. Es brannte, und ich blinzelte wie verrückt.

Dann war der Pick-up neben mir.

Der Beduine hatte das Fenster hinuntergekurbelt und redete auf mich ein. In meiner Panik verstand ich kein einziges Wort und begann, ihn auf Deutsch und – soweit ich konnte – auf Arabisch zu beschimpfen. Meine Wut half mir, die Angst zu zügeln, und ich rannte einfach weiter.

Der Beduine verstummte, rollte aber langsam und drohend weiterhin neben mir her. Es war eine Szene wie in einer Mischung aus einem Tarantino-Film und *Spiel mir das Lied vom Tod*: die angespannte Ruhe eines leise rollenden, abgefuckten Pick-ups unter der sengenden Sonne der Wüste, untermalt vom regelmäßigen Keuchen meines Atems, bevor es zu einem grauenhaften Finale kam. Nur dass weder ich noch der Beduine eine Knarre hatten. Was ich in meinem Fall wirklich bedauerte.

Ich fragte mich, wie lange ich das Gerenne wohl noch durchhalten würde.

Plötzlich war lautes Motorenknattern zu hören. Eine Gang von fünf frisierten Mopeds knatterte aus der Ferne über die Hügel hinter uns heran. Ihre fünf jugendlichen Fahrer erschienen mir wie edle Sarazenen, rettende Ritter in dreckigen T-Shirts und mit Badelatschen an den Füßen. Sie hielten neugierig an.

Einer von ihnen fragte, ob er mich bis zur Hauptstraße mitnehmen solle. Ich nickte, ohne dem Beduinen noch einen Blick zuzuwerfen, sprang hinter meinem Retter auf den eingerissenen Sitz, und los ging die Fahrt. Als ich mich noch ein letztes Mal umsah, konnte ich endlich aufatmen: Der Pick-up folgte uns nicht mehr.

Der warme Wind in meinen Haaren verwandelte meine Angst in erleichterte Fröhlichkeit. Ich lachte den anderen jungen Männern zu, die sich auf ihren Mopeds zurückfallen ließen und wieder Gas gaben, wie junge Hunde, die ein Reh umkreisen. Mit einem Mal wurde mir bewusst, wie verführerisch mein unter der syrischen Sonne heller gewordenes Haar im Wind flatterte. Wie unbedeckt meine Arme waren und wie eng ich an meinem Vordermann lehnte. Ich überlegte panisch, ob ich nicht vielleicht vom Regen in die Traufe gekommen war. Denn diese Männer waren jung und stark, und sie waren zu fünft. Was, wenn sie gar nicht mit mir an die Hauptstraße fuhren, wo ich mich in den nächsten Bus in Richtung Damaskus retten würde? Was, wenn sie ganz woandershin fuhren? An einem abgelegenen Ort anhielten, abstiegen und mich umringten?

Mein Übermut war augenblicklich verflogen, und ich schielte an der Schulter meines Fahrers vorbei nach vorne, ob irgendwo schon die ersten Häuser auftauchten. Ich überlegte sogar, mich einfach vom Sitz fallen zu lassen, in Stuntman-Manier eine gebrochene Schulter zu riskieren oder einen zerschmetterten Arm. Aber ich konnte mich nicht wirklich dazu überwinden.

Und dann kamen die Häuser in Sicht. Nach und nach bog einer unserer Begleiter nach dem anderen ab. Am Schluss fuhren nur mein Retter und ich langsam zwischen den niedrigen Häusern entlang. Doch plötzlich verließ er die Hauptstraße und nahm eine schmale Gasse. Mein Puls schnellte unwillkürlich nach oben. Was hatte er vor?

Vor einem grünen Metalltor hielt er an, sprang ab und klopfte. Eine Frau in schwarzer Galabia öffnete, und nach einem schnellen Wortwechsel winkte sie mich herein.

Alle Furcht fiel von mir ab, als ich in dieses einfache, saubere Haus eingeladen wurde. Ich bekam Wasser und Tee. Ich musste mich auf eine bunte Matte setzen und in meinem schlechten Arabisch meine Geschichte von dem bösen Beduinen erzählen. Man sah den Stolz auf ihren Sohn in den Augen der Mutter aufblitzen, und ich dachte, es sei das Mindeste, wenn ich einfach ein wenig dablieb, um ihnen zum Dank für seine Rettung ein wenig Gesellschaft zu leisten und von mir zu erzählen. Als ich nach einer Stunde aufbrechen wollte, um den Bus nach Damaskus zu erwischen, hielten sie mich empört zurück.

»Nein, du kannst nicht gehen. Das Huhn ist gleich fertig.«

Sie hatten tatsächlich ein Huhn geschlachtet. Ich wurde großartig bewirtet und aß Reis mit Huhn, bis ich das Gefühl hatte zu platzen.

Mit dem Hunger ließ auch das Adrenalin nach, das durch meinen Körper gepeitscht war. Wie zerschlagen lehnte ich mich an die kühle Mauer und lächelte die ganze Familie an. Es waren Eltern und Geschwister und wahrscheinlich noch ein paar Tanten und Onkel anwesend. Sie feierten die Rettung dieser unbekannten Touristin wie ein Familienfest. Mit einem Mal war ich sehr gerührt.

Ich merkte, wie diese einfache Familie mein Bild der Menschen in diesem Land wieder gerade rückte. Als sie mir auch noch Geld für den Bus in die Hand drücken wollten, da sie annahmen, der Beduine habe wirklich mein ganzes Geld bekommen, wehrte ich ab. Tief beschämt über ihre Gastfreundschaft bedankte ich mich, als sie mich an der Hauptstraße in den richtigen Bus setzten.

Die berühmten römischen Säulen hatte ich natürlich verpasst. Dafür konnte ich Sylvia ein Abenteuer erzählen, das einen einfachen Jungen aus einem Kaff südlich von Damaskus zum Helden machte.

Aber am nächsten Tag konnte ich sie nicht finden. Ich erkundigte mich nach ihr und man verstand mich sofort. Eine große, blonde Deutsche war schließlich nicht zu übersehen. Eine junge Krankenschwester machte mir Zeichen, ihr zu folgen, und führte mich zwei Gänge weiter. Dort öffnete sie eine Tür und schob mich hinein.

Direkt hinter dieser Tür lag der Kreißsaal.

Als ich eintrat, stand ich unmittelbar vor den geöffneten Schenkeln einer Frau, die auf dem Rücken lag und aus Leibeskräften schrie. Über ihr hockte eine andere Frau in weißem Kittel, und ritt wie ein Derwisch ihren runden Bauch. Rechts und links von ihr standen weitere Kittelträgerinnen und schrien ebenfalls. Ob sie die Frau oder sich gegenseitig übertönen wollten, wurde nicht klar. Es war in jedem Fall ein großer Tumult, in dem sie alle gleichzeitig an einer metallenen Kette zogen, die zwischen den Beinen der Entbindenden heraushing, als zögen sie an der russischen Riesenrübe.

Auf einen Blick konnte ich erkennen, dass Sylvia nicht in diesem Raum war. Ich prallte vor dem Lärm zurück, als sei ich gegen ein starkes Kraftfeld gestoßen, stolperte einen Schritt rückwärts, öffnete die Tür und schlüpfte schnell wieder hinaus. Wahrscheinlich hatte mich keine der Anwesenden im Kreißsaal bemerkt. Sie waren viel zu beschäftigt mit ihrer chaotischen Saugglockenentbindung.

Ich verließ die Klinik und ging hinüber zu dem Betonklotz, in dem Sylvia ein karges Studentenzimmer mit durchgelegener Pritsche und Gemeinschaftsbad zugewiesen worden war. In unseren Breitengraden wäre das Gebäude nicht einmal als Verwahrungsanstalt für Schwerverbrecher genehmigt worden, in Syrien wurden angehende Ärzte und das Pflegepersonal darin untergebracht. Der Fahrstuhl funktionierte natürlich nicht. Ich schlurfte die verdreckten Stufen bis in den siebten Stock hinauf. Warum war Sylvia nicht mehr in der Klinik gewesen?, fragte ich mich. Wir wollten doch zusammen *Ful*, einen leckeren Eintopf aus dicken Bohnen, bei einem der Straßenhändler holen und in meiner Gartenlaube gemeinsam verdrücken. Mein Magen knurrte, als ich an ihre Türe klopfte.

Sie öffnete mit wirrem Haar und ausweichendem Blick.

»Was ist los?«, fragte ich.

»Ich hab keine Zeit heute. Ich muss meinen Kram packen und mich abmelden. Mein Rückflug geht morgen Vormittag.«

»Rückflug? Du bist doch gerade mal eine Woche hier.«

»Viel zu lange.«

»Ich dachte, du bleibst drei *Monate*.«

»Das dachte ich eigentlich auch.«

»Und warum stapelst du dann sämtliche Unterhosen in deinem Koffer?«

Sylvia sank auf das Bett. Die Sprungfedern quietschten rostig.

»Anscheinend wollen sie mich hier nicht.«

»Wer will dich nicht?«

»Na, alle. Jeder. Ich meine ... Ach, es ist einfach nur beschissen.«

Sie starrte auf ihre Hände, die mechanisch und ohne Unterlass ein rosafarbenes Mikrofaserhöschen glatt strichen. Die Herzchen darauf waren blutrot.

Eine gewisse Panik stieg in mir auf. Ich packte sie an den Oberarmen.

»Sylvia, sieh mich an. *Was ist passiert?*«

Ich dachte an den aufdringlichen Beduinen, von dem ich ihr hatte erzählen wollen. Was, wenn sie mir jetzt beichtete, in einem der dreckigen Flure hier in ihrem Wohnheim überfallen worden zu sein? Was sollte ich dann tun?

Sylvia brach in Tränen aus.

»Entschuldige«, schluchzte sie. »Es ist nur, dass ich das Gefühl habe, ich sei gar nicht mehr vorhanden. Wenn ich etwas sage, dann tun sie so, als würden sie mich nicht verstehen. Dabei, das kannst du mir wirklich glauben, das ist keine Angeberei oder so, war ich immer die Beste in meinem Arabischkurs. Und sie lassen mich niemals auch nur eine normale Geburt machen. Ich meine, sie stehen da und verbocken eine Entbindung nach der anderen. Die Frau schreit, und die Hebammen schreien, und die Ärzte brüllen dazwischen, und das ist einfach nur schrecklich. Ganz schrecklich.«

»Ich verstehe, was du meinst«, nickte ich, dachte an meine Stippvisite im Kreißsaal und wartete beklommen darauf, dass Sylvia nun die Bombe platzen ließ. Mit ihrer schrecklichen Geschichte herausrückte.

»Ich halte das einfach nicht mehr aus, verstehst du. Sie geben mir das Gefühl, gar nicht da zu sein. Dabei gebe ich mir wirklich Mühe. Ich sage ihnen, wie wir das in Deutschland so machen, was ich alles über pränatale Diagnostik gelernt habe und über sanfte Geburt. Und die Ärzte, sie hören mir nicht zu. Nie! Stattdessen gehen sie einfach hin und foltern die Mütter. Wenn ich eine Frau mal auf meine Art untersuchen will, dann kann ich das nicht, denn sie haben nicht mal die richtigen Instrumente dafür. So kann ich einfach nicht arbeiten!« Sylvias Stimme schraubte sich in schrillen Terzen nach oben. »Und der Oberarzt, das ist der Schlimmste. Gestern hat er mich unsanft zur Seite geschubst, als ich gerade das Kind abnabeln wollte. Geschubst!«

»Geschubst?«

»Ja. Und als ich ihn nachher deswegen zur Rede stellte, hat er mich einfach an den Haaren gezogen.«

»Er hat was?«

»Meinen Pferdeschwanz gepackt und einfach daran gezogen.« Sie schluchzte wieder. »Das ist so was von demütigend. Ich kann so nicht weitermachen. Keinen Fuß mehr werde ich in dieses Krankenhaus setzen. Ich halte das einfach nicht aus.«

Mit tränendem Bambiblick sah sie mich an. »Verstehst du mich?«

Ich, das muss ich gestehen, hätte beinahe gelacht. Aus Erleichterung einerseits, aber auch, weil sie sich in meinen Augen einfach kindisch aufführte. Ich kniff die Lippen zusammen und sah nach unten, damit sie das Grinsen, das sich mir unerbittlich in die Mundwinkel klemmte, nicht bemerkte. Sylvia war einfach unglaublich. Sie wäre wohl nie darauf gekommen, dass der Oberarzt sie einfach nur anbaggern wollte.

Ganz plötzlich aber ärgerte ich mich. Seit Wochen lebte ich hier und versuchte, mich mit ignoranten Kollegen, pfeifenden Männern und Bettinas Geschichten zu arrangieren und meine Arbeit zu machen, was nicht immer leicht war. Auch ich war genervt, frustriert oder gekränkt gewesen. Auch ich hatte Heimweh gehabt. Aber hatte ich aufgegeben?

Sylvia packte einfach nach einer Woche ihre Sachen und ging. Ganz leicht, ganz einfach. Ohne sich dafür zu genieren oder sich dabei einen Zacken aus der Krone zu brechen. Morgen würde sie wieder in ihrem rosafarbenen Jungmädchenzimmer bei ihren Eltern liegen, von den bösen, bösen Arabern erzählen und sich wie eine Heldin vorkommen.

»Und ich hab nicht mal irgendwelche Mitbringsel für daheim«, schniefte sie. »Es gib einfach keinen anständigen Laden in diesem Scheiß-Kaff.«

Ich seufzte resignierend. Tätschelte ihr die Schulter und dachte dabei an Arman, den herablassenden Gynäkologen, und an Massimo, Bettinas schlagkräftigen Ehemann.

»Vielleicht hast du recht. Wahrscheinlich ist dieses Land einfach nichts für dich.«

Dann verabschiedete ich mich überschwänglich von ihr, ich wollte sie nicht auch noch kränken. Aber irgendwie hatte sie mich enttäuscht.

Manchmal überlege ich, was wohl aus Sylvia geworden ist.

Sie war genauso idealistisch wie ich, aber in ihren Ansprüchen eindeutig ihrer Zeit voraus. Und dabei so stolz auf ihr Arabisch.

Ich könnte sie mir heute gut als Hotelärztin in einer klimatisierten High-Tech-Praxis im zwanzigsten Stockwerk des segelförmigen Burj Al Arab in Dubai vorstellen. Es würde ihr gefallen, da bin ich mir sicher. Denn dort gibt es alles, was das Herz einer anspruchsvollen Frau von Welt höher schlagen lässt: Inseln in Palmenform und, nicht zu vergessen, die größte Shopping-Mall der Welt.

LIEBE IM KRANKENHAUS

Es gibt da dieses weit verbreitete Klischee, dass die Ärzte im Krankenhaus immer nur an das Eine denken und das seien nicht die jeweiligen Patienten. In Filmen und Fernsehserien fallen andauernd Jungärzte über Jungärztinnen her (oder umgekehrt), sie reißen sich in Abstellräumen oder im Bereitschaftszimmer die Kleider vom Leib und geben sich der körperlichen Liebe hin, bevor sie wieder in den OP, auf Station oder in die Notaufnahme gerufen werden. Ich halte das für völlig übertrieben.

Es mag schon den einen oder anderen geben, dem die Quasi-Öffentlichkeit einer Diktatkabine im OP-Trakt den ultimativen erotischen Kick gibt. Die meisten der mir bekannten Zeitgenossen bevorzugen es aber, ihre sexuellen Kontakte ganz in Ruhe zu pflegen und den Höhepunkt ungestört genießen zu können. Wer steht denn wirklich auf Coitus interruptus, weil die Nachtschwester anruft?

Natürlich ist im Nachtdienst manchmal wenig los. Die Stationen liegen still und ausgestorben in der grünlichen Nachtbeleuchtung, keine Kollegen rufen an oder platzen plötzlich ins Arztzimmer herein. Das könnte vielleicht die Gelegenheit für einen kleinen Seitensprung sein oder der Beginn einer kollegialen Liaison. Ich persönlich fühlte mich von der bedrohlichen Anwesenheit des Piepers, der jeden

Moment losgehen und wie eine akustische Bombe die nächtliche Stille sprengen konnte, eher gehemmt als animiert. Und er ging auch immer in den ungünstigsten Momenten los. Entweder war ich gerade auf dem Weg zur Toilette oder in seligem Tiefschlaf. Ich bin mir sicher, hätte ich es einmal, nur ein einziges Mal darauf ankommen lassen und mir den knackigen jungen Mann vom Transportdienst geschnappt, der Pieper hätte exakt nach Beendigung des Vorspiels und vor Einbiegen in die Zielgerade gebimmelt. Nein danke.

Was auch nicht zu vernachlässigen ist, ist der Mangel an wirklich attraktiven Kollegen. In meinen Lieblingsserien wimmelt es nur so von knackigen Traumtypen im weißen Kittel. Aber in der Realität meines Krankenhausdaseins bin ich niemals einem Mc Dreamy (Dr. Shepherd, Greys Anatomy) oder Mc Sexy (Dr. Sloan, Greys Anatomy) begegnet. Es waren freundliche, stämmige, schlaksige, intelligente und durchtriebene, musikalische, durchaus gut aussehende, praktisch veranlagte oder eher umständliche Gesellen darunter. Aber keiner von ihnen weckte jemals den Wunsch in mir, ihm meine ohnehin raren Minuten des Schlafs zu opfern, die ich zwischen zwei Entbindungen bekommen konnte. Wer Situationen kennt, in denen der Schlafmangel körperlich wehtut, der versteht, dass das Schlafbedürfnis mächtiger sein kann als der Sexualtrieb.

Trotzdem ist die medizinische Zusammenarbeit häufig hoch erotisch.

Eine der erogensten Zonen einer Klinik ist der Sonografieraum. Das ist der Ort, an dem die Ultraschall-Untersuchungen durchgeführt werden. Er ist meist klein und eng, mit einer Liege ausgestattet und vor allem: dunkel. Was sich anhört wie die optimalen Voraussetzungen für ein spontanes Liebesspiel, ist auch unverzichtbar für den Unterricht von jungen Ärztinnen durch ihren Stationsarzt (oder von Jungärzten durch eine Oberärztin). Allerdings ergibt sich dabei nur die züchtige Version eines flotten Dreiers, denn die Einzige, die sich dafür auszieht (zumindest teilweise), ist eine Patientin, die untersucht werden muss. Diese wird auf die Liege gelegt, die Untersucher nehmen links daneben hintereinander Platz, mit Blick auf den vor ihnen stehenden Ultraschallbildschirm. Im Grunde ist das Gerät nichts anderes als ein riesiger Computer, der die Informationen aus einem Kristallabtaster in digitale Bilder überführt. Diese Bilder lesen zu können ist unabdingbar, egal was für eine Art von Arzt man ist. Zugegeben, die Psychotherapeuten benötigen vielleicht keinen Ultraschall, um die Seele zu durchleuchten. Aber vom Internisten, der die Fettleber analysiert, bis hin zum Augenarzt, der einen Netzhautabriss damit erkennen kann, muss heutzutage jeder Mediziner dieses Gerät beherrschen. Es ist eine Art Führerschein, ohne den man im Dschungel der Medizin nicht sehr weit kommt. Doch hat man einmal diesen geschulten Blick erworben, der dem Eingeweihten Uterusarterien zeigt, wo andere nur verschiedene Grautöne sehen, geht er einem niemals wieder verloren. Um aber erst einmal dahin zu kommen, braucht man Übung, sehr viel Übung. Und einen guten und geduldigen Lehrmeister.

Ich erinnere mich noch sehr gut an all diese elendigen Stunden, die ich in abgedunkelten Räumen saß, einem Facharzt beim Ultraschall zusah und gegen den Schlaf ankämpfen musste. Meine Lider waren wie defekte Rollos, die herunterratterten, sobald ich mich nicht mit aller Macht dagegenstemmte.

Das änderte sich in dem Augenblick, als ich das erste Mal selbst kühles Gel auf dem geschwollenen Leib einer Patientin verteilte. Als ich den Schallkopf langsam über ihren Bauch gleiten ließ, war ich hellwach. Voll auf Adrenalin. Denn abgesehen davon, dass es keine Bremsprobleme gibt, ist Ultraschallen genauso schwierig wie Eiskunstlaufen. Wenn man nicht richtig in der Kurve liegt, den Schallkopf zu sehr oder zu wenig gekippt hält, sieht das Bild sofort verzerrt aus, hässlich und falsch. Hat man zusätzlich eine eher unruhige Hand und rutscht zu schnell über die gegelte Bauchhaut, wird einem schwindelig, so rasant verändert sich das wabernde Grau auf dem Bildschirm. Dann ist kaum noch etwas zu erkennen. Deshalb ist es übliche Praxis, dass einem in den ersten Stunden die Hand geführt wird.

Und genau da wird die Sache interessant.

Seinen Lehrmeister (oder auch die Lehrmeisterin) sollte man sich sehr genau aussuchen. Selbst wann man keine heißen Träume von demjenigen hat, er sollte einem schon sympathisch sein. Denn man sitzt so dicht hintereinander, dass man den Atem des anderen im Nacken spürt. Greift er dann von hinten an den Schallkopf, um die Untersuchung zu korrigieren, gleicht das einer zarten Umarmung. Dass dabei hin und wieder Funken sprühen, wenn sich die Finger auf dem Schallkopf berühren, ist manchmal gar nicht zu vermeiden. Besonders auf emotionalen und romantischen Durststrecken, nach einer Trennung oder einfach nur nach einem aufwühlenden Nachtdienst ist die Gefahr groß, dass die kollegiale Vertrautheit in Schwärmerei umschlägt.

Wenn ich die Hand meines Oberarztes spürte, wie sie

mir den Abdominalschallkopf für die Untersuchung des Bauches oder den Mammaschallkopf beim Brustultraschall zu dirigieren half, dachte ich allerdings immer an meinen Fahrlehrer. Nicht dass ich in *den* verliebt gewesen wäre. Aber die Tochter von Bekannten aus unserem Ort war es. Und wie. Anscheinend hat seine regelmäßige, zarte Berührung ihrer Hand auf dem Schaltknüppel zusammen mit der intimen Atmosphäre des kleinen Fahrschulwagens ausgereicht, um ihre Hormone in Wallung zu bringen. Jedenfalls hat die Gymnasiastin ihr gutes Abiturzeugnis in die Tonne getreten, den um einiges älteren Fahrlehrer geheiratet und flugs ein paar Kinder in die Welt gesetzt. Ich habe das nie verstanden. Auch wenn er noch so oft meine Hand berührt oder ins Lenkrad gegriffen hatte, Fahrlehrer blieb Fahrlehrer. Ein uralter, leicht pummeliger Mann Mitte dreißig. Was hatte sie denn von ihm gewusst, als sie zu ihm in den Wagen stieg? Worüber hatten sie geredet? Über Verkehrsregeln und das Verhalten im Pannenfall vermutlich. Nicht besonders prickelnd.

Ich jedenfalls fühlte mich jedes Mal wieder wie eine Fahrschülerin, wenn jemand mir beim Ultraschall die Hand führte. Ich roch den Gestank sommerlich heißen Gummis, obwohl ich gar nicht im Auto saß, und hörte Verkehrslärm, wo nur das Gebläse des Sonografiegerätes schnurrte. Und den grauen Schläfen meines Oberarztes konnte ich auch nicht das Geringste abgewinnen. Wohl deshalb absolvierte ich meine Ultraschallausbildung, ohne je auch nur das geringste Herzklopfen verspürt zu haben.

Hat man aber erst mal Erfahrung, dann kann man schwierige Patientinnen auch als guten Vorwand nehmen, um einen Kollegen um seine Meinung zu bitten. Das empfiehlt sich vor allem für all diejenigen, die den Flirt mit dem eigenen Jahrgang dem Altersgefälle zwischen Oberarzt und Assistentin vorziehen.

»Könntest du auch mal einen Blick drauf werfen?«, so fing das zunächst auch zwischen Lotte und Florian an. Ein ganz unverfänglicher Flirt, von dem ich natürlich erst mal nichts mitbekam. Dabei sah man die beiden nur noch im Doppelpack im Sonografieraum verschwinden. Das Arztzimmer von Florian war plötzlich auffällig ordentlich, und die eingefleischte Zopfträgerin Lotte riss sich, sobald sie aus dem OP herauskam, das Haargummi vom Kopf und lief mit wehender Mähne durch die Flure. Einmal kam Florian auf unserer Station vorbei, als sie gerade den Urin einer Schwangeren testete. Minutenlang stand sie da, angeregt ins Gespräch vertieft und mit den Augen klimpernd, ohne zu bemerken, dass sie den Pipibecher dabei hielt wie einen Caipirinha. Es sah zum Brüllen aus, und als sie es bemerkte, rümpfte Lotte die Nase und stellte das Teil schnell in die Spüle. Es mag nicht mehr lange gedauert haben, und die beiden gingen tatsächlich gemeinsam einen trinken.

Ich habe aber erst sehr viel später gemerkt, dass Florian und Lotte auch immer gemeinsam Dienst schoben.

Natürlich eignen sich die Nacht- und Hintergrunddienste besonders gut dafür, zarte amouröse Bande zu festigen. Man bringt sich gegenseitig auf den neuesten Stand bei den Patientinnen, und herrscht einmal Flaute im Kreißsaal, kann man zusammen etwas essen und auch schon mal persönlich werden. Von den anderen Dingen, die sich im Bereitschaftszimmer abspielen mögen, ganz zu schweigen. Das Bett dort ist zumindest weicher und breiter als die harte Pritsche im Sonografieraum.

Aus dem kollegialen Flirt von Lotte und Florian wurde die große Liebe. Monatelang versuchten sie ihre Liaison geheim zu halten doch das halbe Krankenhaus sprach schon davon, als die beiden plötzlich verkündeten, Eltern zu werden. Und genau das ist der Grund, warum Chefärzte meist nicht besonders angetan davon sind, wenn zwei ihrer Angestellten sich finden: Wird es ernst mit der Familienplanung, dann geht die Frau für die Dienstplanerstellung verloren. Eine Schwangere darf keinen Nachtdienst schieben, was zu unangenehmen personellen Engpässen führt. Florian und Lotte aber kümmerte das nicht. Lotte kriegte schnell hintereinander zwei Kinder, sie zogen aufs Land und führen nun im hohen Norden Deutschlands eine gut gehende Gemeinschaftspraxis. Es ist doch nichts einzuwenden gegen solch ein Happy-End.

Denn nicht alle Liebesgeschichten gehen gut aus.

Da war zum Beispiel Andreas, ein Kollege mit dem Schnauzbart eines traurigen Seelöwen. Was er an Haaren zu viel im Gesicht hatte, war auf dem Kopf zu wenig. Seine babypopoglatte Glatze war umgeben von einem schütteren mönchischen Haarkranz, den er – wohl aus kompensatorischen Gründen – bis in den Nacken wachsen ließ. Er sah aus wie ein schräger Vogel, war aber eine Seele von Mensch.

Andreas liebte Anna, eine der Schwesternschülerinnen. Sie war dreiundzwanzig und arbeitete seit einem halben Jahr auf der gynäkologischen Station. Mit ihrer kleinen Stupsnase und der zierlichen Figur war sie das Idealbild einer zerbrechlichen, schutzbedürftigen Frau, und Andreas betete sie an. Am Tag ihres abschließenden Schwesternexamens zündete er eine Kerze für sie an und stellte sie ins

Fenster seines Arztzimmers. Alle paar Minuten sah er auf die Uhr und seufzte, während wir Visite machten. Er war zu nichts zu gebrauchen, nicht mal zum einfachsten Verbandswechsel, da er ihr unablässig die Daumen drückte. Außer mir wusste niemand in der Klinik von Anna und ihm. Auf Station behandelte sie ihn kühl und schnippisch, aber in der Abgeschiedenheit eines italienischen Bergbachs verwandelte sie sich in eine halbnackte, verführerische Sirene, wie seine Urlaubsbilder bewiesen. Er sah sie sich täglich an.

Kurz nach ihrem Examen suchte ich sie wegen einer Frage zu einem ihrer Pflegeberichte.

»In welchem der Zimmer steckt Anna denn gerade?«, fragte ich mit Blick auf die Anwesenheitsleuchten im Flur. Ich hatte keine Lust, mit der dicken Akte von Tür zu Tür zu rennen.

»Die gnädige Dame sucht im Augenblick ihr Hochzeitskleid aus.«

Die Stimme von Elfie, der Stationsschwester, schwang in affektierten Höhen und spreizte einen imaginären kleinen Finger ab.

»Sie heiratet?«, fragte ich erstaunt. »Wann denn?«

Andreas hatte das mit keiner Silbe erwähnt.

»Hoffentlich bald«, stöhnte Elfie. »Jeden verdammten Tag müssen wir uns hier anhören, wie viele Brautjungfern sie haben möchte und wie hoch die Hochzeitstorte sein wird. Doch ob es eine Schokoladencremetorte oder eine mit Kokosnuss sein soll, dazu ändert sie täglich ihre Meinung. Ihr Konditor tut mir echt leid. Und wie oft ich sie von diesen Ordnern mit den Stoffmustern für ihr Kleid loseisen musste! Nicht zu gebrauchen, die Frau«, schimpfte sie weiter, während sie die Blutröhrchen vorbereitete. Ich machte mich schnell aus dem Staub.

»Herzlichen Glückwunsch!«, rief ich aus, als ich Andreas später im Arztzimmer traf, und hieb ihm fest auf die Schulter.

»Hä?«

Er hatte eine unnachahmlich schnoddrige Art, in seinen Schnauzer zu nuscheln.

»Glückwunsch!«, wiederholte ich. »Zur Hochzeit!«

»Welche Hochzeit?«

»Gib dir keine Mühe. Anna und du natürlich! Das ganze Krankenhaus weiß es inzwischen.«

Andreas kratzte sich die Glatze und sah mich nicht an.

»Du freust dich gar nicht?«

»Nee, kann man so nicht sagen.«

Er packte einen Stapel Arztbriefe und wollte aufstehen.

»Moment mal. Sie hat gar nicht vor, dich zu heiraten, oder?«

Er blieb stehen und seufzte schwer. Sein Schnauzer zitterte.

»Mensch, Andreas, wer ist es dann?«

»Irgend so ein Bankfuzzi. Kennt sie noch aus dem Sandkasten oder so.«

Ohne eine weitere Erklärung marschierte er hinaus. In den folgenden Wochen mied er das Thema komplett. Er baute einen Schutzschild aus Schweigen um sich herum auf und sprach mit mir nur noch über medizinische Themen. Die aufgekratzten Krankenschwestern, deren einziges Thema Annas Hochzeit war, ignorierte er völlig.

Anna, so fand ich, war eine echte Schlampe. So schnoddrig Andreas sich auch gab, er war ein hoffnungsloser Romantiker, und ich musste mit ansehen, wie sie ihm täglich aufs Neue das Herz brach. Fröhlich hellblaue Strumpfbänder schwenkend, berichtete sie beim Stationskaffee über den Junggesellinnenabschied, der für die nächste Woche geplant war. Oder sie stöhnte über der Sitzordnung und fragte herum, wer der geeignete Tischnachbar für eine unverheiratete, fünfzigjährige Erbtante sei: ihr dreißigjähriger Cousin zweiten Grades oder der steinreiche Onkel aus Argentinien, sechsundsechzig, der stets mit Cowboyhut aufkreuzte?

Mir ging das längst auf die Nerven, und ich bewunderte Andreas, der sich so tapfer hielt. Wie gut, dachte ich so manches Mal, dass keiner von seiner früheren Liaison mit Anna gewusst hatte. So blieb ihm zumindest diese Demütigung erspart.

Ungefähr eine Woche vor der Hochzeit, über deren genauen Termin und Ablauf mittlerweile jeder in der Abteilung bin ins kleinste Detail informiert war, wartete ich morgens vergeblich auf Andreas. Wir wollten noch zusammen die Krankenvisite machen, bevor die Operationen begannen. Aber er kam und kam nicht. Ich begann schon mal mit den ersten Zimmern und ließ mir Zeit. Doch als er um halb acht immer noch nicht anwesend war, begann ich wirklich, mir Sorgen zu machen. Auf Andreas konnte man sich verlassen. Er hätte auf Station Bescheid gesagt, wenn er wissentlich verhindert war.

Kurz darauf erfuhr ich von Elfie, dass er in die Notaufnahme eingeliefert worden war. Er war mit seinem Auto auf dem Weg ins Krankenhaus durch Aquaplaning ins Schleudern geraten und gegen die Leitplanke geknallt. Doch er sei nicht allein gewesen, berichtete Elfie weiter, atmete schwer und sah mich triumphierend an.

»Rate, wer bei ihm war.«

»Verdammt noch mal, wie geht es ihm denn?«

»Anna! Sie saß morgens um halb sieben in *seinem* Auto. Morgens! Um halb sieben!« Elfie sah aus, als bekäme sie gleich einen Herzinfarkt.

Es dauerte eine Weile, bis ich herausbekam, dass Andreas nur ein leichtes Schleudertrauma hatte. Bei Anna war das Handgelenk in die Brüche gegangen. Das war aber auch schon alles. Nicht einmal die geplante Eheschließung hatte unter dem Zwischenfall zu leiden. Denn ihre Hochzeitstorte schnitt sie eine Woche später mit einem schicken rosafarbenen Gips am Unterarm an, und aus dem Krankenhaus hatte Anna vorsichtshalber niemanden eingeladen.

Trotz dieses Negativbeispiels ist das Beziehungsmodell Arzt/Krankenschwester ein weit verbreitetes und durchaus funktionstüchtiges Tandem. Es mag daran liegen, dass die beruflichen Hierarchien klar sind und sich bisweilen bis in die Liebesbeziehung hinein erstrecken. Anscheinend ist es langfristig von Vorteil, wenn auch zu Hause klar ist, wer die Hosen anhat. Das betrifft überwiegend die männlichen Ärzte. Ich habe es nicht ein einziges Mal erlebt, dass eine meiner Arztkolleginnen sich in einen Pfleger verliebte. Auch Chefärzte turteln lieber ohne großen Niveauverlust. Sie halten sich überwiegend an ihren Assistenzärztinnen schadlos. Ein ehemaliger Chef von mir machte ein paar Monate, nachdem er seinen Chefarztposten angetreten hatte, eine der erfahrenen Kolleginnen klar. Bis sie ihren Facharzt gemacht hatte, versuchten sie sich im Versteckspiel. Aber lange geht so etwas nicht gut, und irgendwann verfliegt die

Lust an der ganzen Heimlichtuerei. Mein Chefarzt ehelichte also irgendwann brav seine frischgebackene Fachärztin, und sie verließ die Abteilung, um eine eigene Praxis zu gründen. Eine elegante Lösung, wenn Sie mich fragen, um ein Überkochen der Gerüchteküche und böses Blut zu vermeiden.

Geflirtet wird hingegen gern. Auch von uns Ärztinnen. Gibt ein Pfleger eine freche Antwort, ist das einfach nur witzig. Bei einem Kollegen schwingen durchaus schon mal Konkurrenz, Neid oder schlicht Herablassung mit. Einen Kollegen muss man daher schon sehr gut kennen (oder in ihn verliebt sein), um ihm ironische Spitzen durchgehen zu lassen.

Ich selbst habe zumeist den freundschaftlichen Umgang gepflegt. Die harmlosen, kameradschaftlichen Neckereien. Aber ein heißer Flirt belebt den Alltag auf ganz besondere Weise. Die Arbeit geht einfach schneller von der Hand. Man ist nicht genervt, sondern erfreut, wenn man von jemandem angepiept wird, bei dessen Anblick man ein klein wenig Herzklopfen bekommt.

Im OP ist das ganz besonders der Fall. Es ist, wie gesagt, eine Art Paralleluniversum, in dem die üblichen Regeln auf den Kopf gestellt werden. Alles erscheint möglich: Die OP-Schwester hat das Kommando, oder die Schuhe fliegen umher. Natürlich bieten sich hier auch mannigfaltige Gelegenheiten, einander näher zu kommen. Vor allem körperlich. Bei den OPs steht man auf engstem Raum gedrängt, denn alle brauchen Einblick in das Operationsfeld. Da reiben Hüftknochen gegeneinander, werden Ellenbogen aneinandergepresst und Finger mit zartem, gefühlsechtem Latexüberzug berühren sich. Dazu kommt das Adrenalin, das durch die Adern peitscht, die gespannte Hochstimmung und die Endorphin-Dusche, wenn ein Eingriff erfolgreich war. Diese Endorphine lösen das große gemeinschaftsbildende Glücksgefühl aus, das nicht nur auf Fußballplätzen, sondern auch in Operationssälen bekannt und beliebt ist. Je komplizierter der Eingriff, je dramatischer die Situation, desto größer das erleichterte Glück hinterher. Manchmal fühlt man sich dann so entspannt wie nach gutem, aufregendem Sex. Manchmal bekommt man aber erst richtig Appetit.

Mich traf es bei meinem ersten Not-Kaiserschnitt.

Ich hatte Nachtdienst, saß bei einer Entbindung im Kreißsaal fest und meine Hintergrundverstärkung musste kommen, um eine blutende Fehlgeburt zu operieren. Während meine Kollegin sich weit weg im Operationssaal im anderen Gebäudetrakt befand, ging es bei mir im Entbindungszimmer mit den kindlichen Herztönen bergab. Und sie schienen sich nicht erholen zu wollen. Kurz und gut, ich musste ganz allein den Notkaiserschnitt beginnen, ohne die geringste fachliche Unterstützung. Natürlich wurde der Oberarzt angepiept, aber bis der aus dem Pyjama gestiegen war, konnte das Kind nicht warten. In solch einem Fall übernimmt die OP-Schwester mehr schlecht als recht die Assistentenstelle, und man versucht, einen Kollegen der Allgemeinchirurgie für die Notsectio an den Tisch zu bekommen.

In vielen Krankenhäusern herrscht eine Art Konkurrenz zwischen den Gynäkologen und den Allgemeinchirurgen. Beide operieren sie in den Bäuchen herum, doch streng getrennt nach Disziplinen. Wir Gynäkologen haben keinen Schimmer von einer ordentlichen Darm-Naht und die jungen Chirurgen, die noch nie einen Kaiserschnitt assistiert haben, fallen schier in Ohnmacht vor Freude, wenn sie statt eines Tumors ein Kind aus dem Bauch herausholen.

Ich hatte Glück. In dieser Nacht hatte ein erfahrener Allgemeinchirurg Dienst. Ich kannte ihn nur vom Sehen und wusste, dass er bei den OP-Schwestern hoch im Kurs stand. Er hatte lockiges schwarzes Haar und ein jungenhaftes, schmales Gesicht mit hoher Stirn und ausgeprägten Wangenknochen. Er hieß Müller und war ein eher untypischer Chirurg, denn er machte stets einen zurückhaltenden, ja fast schüchternen Eindruck. Als er an meinen OP-Tisch trat, hatte ich gerade das Desinfektionsmittel verteilt und hob das Skalpell. Meine Hand zitterte, und ich schämte mich fürchterlich vor Dr. Müller.

»Wollen Sie lieber operieren?«, fragte ich und hoffte, er würde mit einem jovialen Spruch auf den Lippen wie selbstverständlich das Messer übernehmen. Schließlich war er hier der Facharzt, und das sollte mein erster Notkaiserschnitt sein. Sein unglaublich hellblauer Blick traf mich, durchsichtig fast wie Leitungswasser, aber beruhigend wie ein plätschernder Bergquell.

»Sie machen das schon«, sagte er und hatte plötzlich kleine Fältchen um die Augen, die mir zeigten, dass er hinter seiner OP-Maske lächelte. Seine Hände waren auffallend schmal. Ich hätte schwören können, dass er die gleiche Handschuhgröße trug wie ich. Er schnappte sich einen Tupfer und den Sauger. Als der Anästhesist »Schnitt!« rief, blieb mir gar nichts anders übrig, als selbst zu operieren. Dr. Müller machte keine der üblichen Lehrerbemerkungen wie »Achtung, die Blase!« oder »Hier blutet es noch!«. Er assistierte still und gelassen, hielt seinen Tupfer aber vorsorglich über die Uterusarterien, damit ich sie in meiner Hektik gar nicht erst gefährden konnte. Er war wie ein unsichtbarer guter Geist, der über mir und dem Operationsfeld schwebte. Dazu kam die Gewissheit, dass er jede größere Blutung im Handumdrehen hätte stillen können. Denn das, was ein Allgemeinchirurg am besten beherrscht, ist Blutgefäße im Bauchraum zu unterbinden.

Eine überschäumende Dankbarkeit wallte in mir auf, als das Kind heraus und die Gebärmutter wieder verschlossen war. Ein Gefühl, ihm alles geben zu wollen, da er mir das Geschenk einer geglückten Notsectio gemacht hatte. Ich hatte das Kind gerettet, aber nur, weil er wie ein grüner Erzengel neben mir gestanden und über mich gewacht hatte. Mein Herz platzte beinahe vor Glück und diesen unaussprechlichen Gefühlen, die ich im Beisein des gesamten OP-Teams hinter meinem Mundschutz verbarg. Als Oberarzt Dresen endlich kam und Dr. Müller von seinem fachfremden Einsatz erlöste, fühlte ich mich mit einem Mal verlassen und einsam. Dresen maulte, den Bauch hätte ich auch ohne ihn zunähen können, obgleich er wusste, dass aus versicherungsrechtlichen Gründen seine Anwesenheit zwingend erforderlich war. Die verzauberte Stimmung war dahin.

Nachdem ich die Patientin verbunden und nach dem Neugeborenen gesehen hatte, rannte ich in den Aufenthaltsraum. Ich hoffte, Dr. Müller würde dort noch einen Kaffee trinken.

»Sie haben ihn gerade verpasst«, sagte die Hebamme mit einer Stimme, als spreche sie vom Dalai Lama. Ich sprintete aus der Kreißsaaltür, in der Hoffnung, ihn noch auf dem Flur zu erwischen. Ich wollte ihm danken, mit ihm sprechen, sein Gesicht ohne den Mundschutz sehen und noch einmal in seine wundervollen Augen blicken. Aber die Gänge lagen dunkel und ausgestorben vor mir. Ich fühlte mich wie auf einem unbewohnten Planeten. Dr. Müller anzupiepen, einfach nur, um ihm zu danken, das erschien mir aufdringlich, hysterisch, völlig unangemessen. Und so verebbte mein Gefühlsüberschwang ganz allmählich, versickerte zwischen den Zeilen des OP-Berichts, den ich nun zu diktieren hatte.

Ich weiß nicht, was passiert wäre, wenn ich Dr. Müller doch noch getroffen hätte. Wahrscheinlich hätte ich die Augen niedergeschlagen und zusammenhangloses Zeug gestammelt. Vielleicht hätte er wieder silberblau gelächelt, wir hätten zusammen einen Kaffee getrunken, und er hätte mir von *seiner* ersten Notoperation erzählt. Wir hätten uns regelmäßig zum Essen in der Kantine verabredet und uns irgendwann einmal außerhalb des Krankenhauses getroffen. Es hätte vielleicht etwas daraus werden können.

Aber die Chance war vertan.

Am nächsten Tag hatte ich frei, dann liefen wir uns längere Zeit nicht mehr über den Weg. Und irgendwann wäre es einfach nur lächerlich gewesen, sich für eine OP zu bedanken, die länger als vier Wochen zurücklag.

Die OP-Schwestern haben es im Gegensatz zu mir wirklich drauf, wenn sie wollen. Das Flirten. Da sie den überwiegenden Teil des Tages mit einem Zellstoffrechteck vor dem Gesicht verbringen, unterstützen sie ihre neckischen Bemühungen allein mit ihren Blicken. Gleich den verschleierten Musliminnen wissen sie dabei die Verbündeten Kajal und Lidpuder geschickt zu nutzen. Einer OP-Schwester ohne perfektes Augen-Make-up zu begegnen ist eine echte Ausnahme. Die wahrscheinlichste Erklärung für diesen eher seltenen Fall ist wohl eine Kosmetikallergie oder ein extrem eifersüchtiger Ehemann. Üblicherweise wachen die OP-Schwestern nur mit wohl getuschten Wimpern über ihre Instrumente. Sollte mir eine von ihnen jemals ihren Schminkspiegel im Frühstücksraum anbieten, wäre das ein echter Freundschaftsbeweis.

Neben der kosmetischen Kompetenz besitzen OP-Schwestern aufgrund ihrer zentralen Stellung im Herzen des Krankenhauses die größtmögliche Fülle an Informationen. Sie wissen nicht nur, was wann wo wem geschehen ist, sondern diskutieren auch leidenschaftlich das Warum und Wieso. Wie langweilig wäre die Arbeit im Krankenhaus, würde sie nicht durch ihren Klatsch und Tratsch aufgelockert werden.

Es hat mich deshalb erstaunt, dass sich OP-Schwestern im Falle einer eigenen ernsthaften Erkrankung am liebsten auch im eigenen OP operieren lassen. Sie müssen doch davon ausgehen, dass nun alle ihre Kollegen sie unbekleidet sehen und ihr Skorpion-Tattoo oder ihr Intimpiercing postwendend in den Krankenhaus-Tratsch eingespeist wird. Und dass womöglich ein verehrter Oberarzt selbst Hand an ihren Körper legen würde. Vielleicht ist das aber auch einer der Gründe *für* diese Entscheidung. Wie auch immer. Mit Sicherheit haben sie durch die tägliche Zusammenarbeit einfach mehr Vertrauen zu den ihnen wohlbekannten Operateuren. Wissen diese gut genug einzuschätzen, um ihre

Gesundheit in deren Hände zu legen. Lässt sich eine OP-Schwester im eigenen Haus die Brust abnehmen, wird ihr außerdem das kollektive Mitleid sicher sein, auch wenn sie sich nachher nur noch eingeschränkt an manchen Aufgaben beteiligen kann.

Anders lag die Sache im Falle von Gabi, einer OP-Schwester der großen Uni-Klinik, in der ich auch einmal arbeitete. Sie brach eines Abends beim Sterilisieren der Instrumente ohnmächtig zusammen. Wie sich herausstellte, war sie schwanger. Sie war eine kräftige Frau mit frechem Mundwerk, großen Augen und hüftlangem braunem Haar. Ein echter Hingucker. Wäre sie nicht erstens verheiratet und zweitens die offizielle Geliebte von Dr. Geier, einem der gynäkologischen Oberärzte, gewesen, die Bewerber hätten bei ihr Schlange gestanden. Es war ein offenes Geheimnis, dass die beiden ihre Dienstpläne synchronisierten, und obwohl die Instrumentenkammer stets ordentlich aufgeräumt erschien, galt es als sicher, dass sie sich dort direkt neben dem mobilen Durchleuchtungsgerät regelmäßig zu den Kondensationsgeräuschen des Autoklaven vergnügten.

Mit diesem Durchleuchtungsgerät hatte das alles begonnen.

Dr. Geier hatte sich bei einer Privatvisite am Abend eines langen Arbeitstages plötzlich hektisch ans Handgelenk gegriffen.

»Meine Uhr. Wo ist meine Uhr?«

Er meinte seine weißgoldene Rolex. Nachdem er sein Arztzimmer auf den Kopf gestellt hatte, war klar, dass er sie im OP vergessen haben musste. Das war natürlich alles andere als ideal. Denn obwohl es dort kleine Schließfächer für die Wertsachen gibt, stecken viele Operateure sich ihre Uhren bei einem kurzen Eingriff nur mal eben so in die Tasche des OP-Kittels.

»Ich muss sie im Kittel vergessen haben. Mist, verdammter!«

Fluchend machte er sich auf in den OP, wo Gabi gerade noch die letzten Instrumente sterilisierte. Ich stelle mir vor, wie er mit aufgewühlter Miene vor ihr stand, die kurzen Haare ein wenig gesträubt. Er war erst Mitte vierzig und sah ein bisschen so aus wie Mister Bean, wenn er mal keine Grimassen zieht. Er war auch ähnlich schusselig. Das mit der Uhr war wieder mal typisch.

»Ich muss an die Wäschesäcke. Da ist irgendwo meine Uhr drin.«

»Sie wollen wirklich an meine Wäsche?«, fragte Gabi grinsend. Sie flirtete gern und bezeichnete, wie viele ihrer Kolleginnen, alles im OP-Trakt als das Ihrige.

»An die, äh, die Kittel. Ja.«

Ganz bestimmt stotterte er auch ein wenig, der gute Dr. Geier.

»Sie wollen wirklich zwischen den mit Blut, Schleim und Eiter verschmierten und bespritzten Tüchern herumwühlen? Ich kann nur hoffen, dass Ihr Impfschutz noch gültig ist.«

Es ist natürlich eine eher widerliche Vorstellung, den besudelten Inhalt von acht Wäschesäcken zu durchwühlen.

»Und was jetzt?«

Dr. Geier stand in etwa so unbeholfen da wie Johnny English auf seiner ersten Mission. Gaby seufzte dramatisch. Dann kam ihr die rettende Idee.

»Los, packen Sie mal mit an«, sagte sie, und gemeinsam schoben sie den Durchleuchtungsapparat in einen der OPs.

Anschließend schleppten sie die Wäschesäcke herbei. Einer nach dem anderen landete auf dem OP-Tisch und wurde von Dr. Geier durchleuchtet, bis sich die Rolex auf dem Bildschirm abzeichnete.

»Bingo!«, rief er begeistert, und ich nehme mal an, dass er Gabi in seinem Überschwang ganz lang und sehr fest umarmt hat. Seit dieser Sache mit der Uhr, so ist es überliefert, waren die beiden jedenfalls ein Paar. Was sowohl an den überschwänglichen Dankesbekundungen des Oberarztes als auch an dem bisher unterschätzten erotischen Potenzial des mobilen Röntgengeräts liegen könnte.

Aber nun lag Gabi also selber im OP. Es blutete mächtig in ihren Bauch, denn die gute Hoffnung hatte sich als geplatzte Eileiterschwangerschaft herausgestellt. Das ist eine Situation, in der nicht lange gefackelt wird. Der Bauch musste eröffnet und die Blutung gestoppt werden, damit die gute Gabi nicht verblutete. Als man den diensthabenden Oberarzt anpiepte, musste derjenige kommen, der gerade Zeit hatte. Auf irgendwelche persönlichen Verwicklungen konnte keine Rücksicht genommen werden. Und so kam es, dass an diesem Abend Dr. Geier die straffen Bauchmuskeln von Gabi durchtrennte. Es war sehr still in diesem Moment der Intimität, als ihr Geliebter mit dem Skalpell in den vertrauten Körper eindrang. Nur selten herrschte eine solch merkwürdige Atmosphäre im Operationssaal. Eine Wolke aus Scham, Sensationsgier und Mitgefühl hing über den Köpfen des Operationsteams, die auch von der Klimaanlage nicht fortgeblasen werden konnte. Und ich überlegte, was wohl in diesem Moment in meinem Oberarzt vorging. War es ihm peinlich, oder war er vor allem besorgt? Er wirkte überaus professionell hinter seinem Mundschutz, und seine Hände zitterten nicht. Dabei musste es nicht nur ihm, sondern dem gesamten OP-Team bewusst gewesen sein, dass er da womöglich sein eigenes Kind absaugte.

CHAOS IM KREISSSAAL

An meinen ersten Tag im Kreißsaal erinnere ich mich nur undeutlich. Das ist völlig unlogisch, denn ich weiß genau, dass die erste Geburt, bei der ich zusah, einen wirklich starken Eindruck auf mich gemacht hat. Sie hat mich bewegt, emotional aufgewühlt. Aber ich habe sie vergessen.

Ich nehme an, das ist eine Art Schutzreflex.

So eine Entbindung lässt niemanden kalt. Es ist eine der extremsten Erfahrungen, die man machen kann. Gnadenlos archaisch. Selbst wenn man der armen Frau nur dabei zusieht, wie sie keuchend das Kind herausdrückt, kann einen das unwiederbringlich verändern. Man spürt diese Urgewalt des Lebens, das sich rücksichtslos seinen Weg bahnt, wenn sich der runde Schädel des Neugeborenen zwischen den zarten inneren Schamlippen einer Schwangeren hervorwölbt. Es sieht wirklich merkwürdig aus. Festzustellen, dass sich ein Dreieinhalb-Kilo-Brocken durch diesen Intimbereich zwängen muss, erschreckt nicht nur die werdende Mama.

Ich stand zu Beginn meiner Kreißsaal-Zeit zumeist in zweiter Reihe, hinter der Hebamme und der anwesenden Ärztin. Obwohl sie weit von dem dramatischen Geschrei in Damaskus entfernt war, konnte die existenzielle Not der Frauen nur unzureichend durch Entbindungswannen, Duftkerzen und Gebärhocker kaschiert werden. Auch hier, das erfuhr ich gleich am ersten Tag, wurde geschrien.

Ich sah das Kindsköpfchen dicker und runder werden und fragte mich immer wieder aufs Neue, warum es die Frau eigentlich nicht komplett zerriss. Wie sie das überhaupt aushielt. Und dachte, dass wohl alle Mütter sich später auch nackt noch so fühlen müssen, als trügen sie eine ausgeleierte Jogginghose mit hängendem Schritt. Der ganze Geburtsvorgang erschien mir kraftvoll und gewalttätig – und gleichzeitig unglaublich faszinierend. Er hatte etwas von einem Horrorfilm mit Happy End. Denn sobald das herausgewürgte, schleimige Alien abgenabelt und gewaschen als duftendes Baby auf dem Bauch seiner Mutter lag, war alles wieder gut.

Mich machte das echt fertig. Erst dieses stundenlange, bange Warten und dann das dramatische Anfeuern. Die Rufe der Hebammen klangen laut und herrisch in meinen Ohren. Sie hatten etwas Zwingendes, das mich gleichzeitig mit der werdenden Mutter den Atem anhalten ließ. Irgendwie hatte ich immer die Befürchtung, es könne etwas dazwischenkommen oder etwas Unerwartetes geschehen. Wenn das Kind dann endlich heraus war, fiel die Anspannung von mir ab, und ich war so erschöpft, als hätte ich eine größere Leistung erbracht, als einfach nur herumzustehen und zuzusehen. Und ich war froh, einfach verdammt froh, dass es wieder einmal geklappt hatte. Es war eine gefühlsmäßige Berg- und Talfahrt, die ich anfangs nur schwer aushielt.

Die Hebammen waren ein sehr gemischtes Frauenvolk. Begrüßt wurde ich von Ingrid, einer erfahrenen Hebamme mit Haar so dünn wie Reisstroh. Sie trug erstaunlicherweise stets einen Ausdruck im Gesicht, als habe man ihr gerade ein Kompliment gemacht. Das ist in ihrem Beruf wirklich nicht einfach, denn die Atmosphäre im Kreißsaal changiert unvermittelt zwischen Ruhe und Hektik, zwei Zuständen, die (bei mir zumindest) üblicherweise alles andere als eine positive Ausstrahlung erzeugen. Aber so war sie, die Ingrid. Immer gut drauf.

Ihre positive Mütterlichkeit führte dazu, dass ich mich am liebsten in ihrer Nähe aufhielt. Ich spürte instinktiv, dass sie, im Gegensatz zu manch einer der jüngeren Hebammen, in mir keine Konkurrenz sah. Und ich war bereit, mich ihr unterzuordnen. Von ihr zu lernen, wie von einer weisen Alten. Denn der Ablauf einer Geburt war für mich auch nach einer Woche Kreißsaaldienst noch immer unvorhersehbar und beängstigend. Wenn knackig aussehende Ehemänner zum stotternden Woody-Allen wurden und mich mit geblähtem Blick fragten, wie es denn weiterginge mit ihrer Frau, der Geburt, ihrem Kind überhaupt, dann fühlte ich mich völlig überfordert. Da ich weniger beschäftigt war als die anderen im Kreißsaal, zog ich diese Fragen an wie ein Magnet. Das musste sich schleunigst ändern, denn bei meinen Antworten geriet auch ich unweigerlich ins Stottern.

Ich stürzte mich also in die Arbeit. Hatte die Frau Bluthochdruck oder Diabetes oder einen besonderen Risikofaktor, der einen Kaiserschnitt notwendig machte? Wurde aufgrund pränataler Diagnostik ein Kinderarzt zur Geburt hinzugezogen? War der Termin bereits verstrichen, das Kind »übertragen« und musste womöglich die Geburt medikamentös eingeleitet werden? Oder konnte man die

Sache ganz locker auf sich zukommen lassen? Diese Dinge festzustellen, die notwendigen Konsequenzen daraus zu ziehen und zum richtigen Zeitpunkt das Richtige zu tun, nannte man Geburtsmanagement. Und ich wollte eine gute Managerin werden.

Jeder neu ankommenden Frau zapfte ich daher Unmengen von Blut ab, wertete den Mutterpass aus und ließ mir keine ihrer Untersuchungen entgehen. Dabei lernte ich nicht nur eine ganze Menge, sondern ich konnte der von mir so gefürchteten, aber bei den Männern beliebten Frage »Wie lange wird es noch dauern?« (eine Frage, die in der Geburtshilfe eigentlich *niemals* ganz präzise beantwortet werden kann) davoneilend antworten: »Tut mir leid, ich habe erst noch einige Untersuchungen zu machen. Ich komme dann später wieder zu Ihnen, ja?«

War die Aufnahme der Frau in den Kreißsaal erst einmal erfolgt, wurde die meiste Zeit aber nur gewartet. Die Wehen trieben das Kind im Körper der Entbindenden langsam voran, während ich mit den Hebammen Kaffee trank oder Akten studierte. Alle paar Stunden wechselte das ganze Szenario vom Vorwehenzimmer in die Badewanne, von dort auf den Peziball im Entbindungszimmer oder ins Bett.

Obwohl sie in der Hierarchie unter den Ärzten standen, waren die Hebammen zu Beginn meiner Kreißsaalausbildung meine wirklichen Lehrmeisterinnen. Ingrid strahlte eine unglaubliche Ruhe aus. Sie war gerne mit den Frauen zusammen und gab mir wichtige Weisheiten mit auf den Weg.

»Du musst dich wirklich um die Patientin kümmern. Sie anfassen, nicht nur reden«, riet sie mir. »Leg deine Hand auf ihre Knie. Sie darf erst pressen, wenn die Knie kalt sind.«

Geduldig zu sein, das ist bis heute nicht gerade eine meiner Stärken. Im Gegenteil. Dieses angespannte Warten löste eine ungekannte Erfahrung von Langeweile in mir aus. Eine Mischung aus unruhiger Vorfreude, verdrängter Angst und der Hoffnung, dass alles gut gehen möge. Wäre es nach mir gegangen, ich hätte bei jeder Frau einen Kaiserschnitt gemacht, die im Verlauf der Geburt darum bat. Mir fehlte die Sicherheit von Ingrids Erfahrung. Ich brauchte lange, um einzusehen, dass ich nicht auf die Frauen *hören*, sondern sie nur aufmerksam beobachten musste. Dass es ein gutes Zeichen war, wenn sie sich plötzlich schwallartig erbrachen und kein Hinweis auf Vergiftung oder Lebensgefahr. Ein Zeichen, das schon die Hebammen vor Hunderten von Jahren als den Beginn der Presswehen zu deuten wussten. Kurz darauf kam meist tatsächlich das Kind zur Welt. Im Lehrbuch stand natürlich nichts über kalte Knie und Kotzerei, und doch behielt Ingrid mit ihren Prognosen immer recht. Sie konnte im Gesicht einer Schwangeren lesen, wie weit sie war, und an ihrer Körperhaltung voraussehen, wie sich der Geburtsverlauf entwickeln würde. Sie erschien mir wie eine westlich verkleidete Schamanin, und ich wunderte mich nicht, als sie nach ihrer Berentung nach Südamerika auswanderte.

Obwohl die moderne Geburtshilfe den Bauch einer Schwangeren nahezu durchsichtig werden lässt, erlebt man bei einer Geburt doch hin und wieder Überraschungen. Ich hatte mich gerade im Kreißsaal eingelebt, zuckte nicht mehr bei jedem Schrei zusammen und hatte mich sogar an den Anblick der blutigen Mutterkuchen im Abstellraum gewöhnt. Da kam eines Tages eine mittelalte Erstgebärende (so um die dreißig) zur Entbindung. Alles an ihr und ihrer Schwangerschaft war unauffällig. Sie war aschblond, nicht zu groß und nicht zu klein, weder total verängstigt noch völlig sorglos.

»Ich wünsche mir schon lange ein Kind. Aber irgendwie hat es vorher nicht gepasst«, erklärte sie und schien sich ihrer Vorfreude ein wenig zu schämen. Sie verzichtete darauf, ihre Lebensgeschichte zu erzählen, aber ihr wunder Blick sprach Bände. Von der Suche nach Mr Right. Von Enttäuschungen und Einsamkeit. Von Verrat. Und von der Hoffnung auf das große Glück, das nun zum Greifen nahe war.

»Es wird ein Junge«, bemerkte ihr Mann nicht ohne Stolz und legte seine Hand auf ihren Bauch. Ansonsten war er zurückhaltend und wich seiner Frau nicht von der Seite.

Ich lächelte ihnen aufmunternd zu und schnallte den Gurt mit dem Wehenschreiber um ihren Bauch. Es waren keine Risikofaktoren in ihrem Mutterpass vermerkt, und die Vorsorgeuntersuchungen hatten nichts Auffälliges ergeben. Die kindlichen Herztöne waren kraftvoll, beruhigend gleichmäßig und tockerten stramm vor sich hin. Auch die Wehen taten ihre Wirkung. Der sogenannte Geburtsfortschritt ließ nichts zu wünschen übrig, und Ingrid und ich sahen einer völlig unkomplizierten Spontangeburt entgegen.

»Drück, drück, drück, drück, drück!«, kommandierte Ingrid Stunden später. Ich stand ihr gegenüber neben dem linken, hochgelegten Bein der Frau und sah zu, wie sie schützend ihre Handschuhhände um den Damm legte. Sie bremste den Kindskopf eine wenig, gab ihm ruckelnd die richtige Richtung, damit er nicht durch den Geburtskanal bretterte wie eine Dampfwalze und den Intimbereich seiner Mutter rücksichtslos zermalmte. Der Ehemann stand am Kopfende bei seiner Frau und hielt gemeinsam mit ihr den Atem an. Er hatte auch schon einen ganz roten Schädel.

Als das Köpfchen draußen war, drehte Ingrid das Kind, und ließ die Schultern eine nach der anderen vorsichtig herausploppen. Ich stand ihr direkt gegenüber und sah, wie ihr im nächsten Moment der Gesichtsausdruck entglitt. Ihre lebhaft-fröhlichen Züge verzogen sich zu einer fassungslosen Maske.

»Was ist los?«, flüsterte ich.

Ingrid hielt das Kind mit der einen Hand in einem sterilen Tuch und nabelte es mit der anderen so schnell ab, dass es aussah, als habe jemand einen Film auf Zeitraffer geschaltet. So flink hatte ich ihre Hände bisher niemals arbeiten sehen. Sonst schob sie immer das Kreißsaalhemd der Frauen hoch und legte das blutverschmierte Kind auf Mamas Bauch. Sonst nahm sie sich Zeit, setzte in Ruhe die Klemmen, reichte dem Vater die Schere und ließ ihn die Nabelschnur durchtrennen. Sonst war alles anders.

»Stimmt etwas nicht?«

Die Stimme der Frau war zu laut in der plötzlich eingetretenen Ruhe des Kreißsaals. Der Herztonschreiber schabte orientierungslos leise vor sich hin. Yvonne, die Kreißsaalärztin, die stets einen Dutt trug und auch von der Körperhaltung immer ein wenig wie eine Gouvernante aussah, trat einen besorgten Schritt näher.

Da ertönte der erste Schrei.

Er klang wie die Stimme eines empörten Katers. Volltönend und etwas guttural. Das war doch prima, dachte ich. Sonst wimmerten die Neugeborenen immer nur wie kleine Kätzchen. Ich verstand nicht, was jetzt genau das Problem war.

»Es geht ihm gut. Ich werde ihn nur erst untersuchen«, sagte Yvonne und entführte das Baby im Handtuch unter die Wärmelampe.

»Und wir warten hier gemeinsam auf die Nachgeburt«, meinte Ingrid mit blecherner Stimme. Ihr Gesichtsausdruck war noch immer ungewöhnlich besorgt.

Das Baby hatte das dunkelrote und geschwollene Gesicht eines gestressten Sumo-Ringers in Miniaturformat. Es machte niedlich schmatzende Mundbewegungen, und seine Augen musterten mich neugierig, als ich Yvonne über die Schulter sah. Natürlich wusste ich, dass es mit seinem Maulwurfsblick in den ersten Tagen nichts anderes erkennen konnte als die signalrote, vergrößerte Brustwarze seiner Mutter. Aber der Ausdruck in den Augen dieses kleinen Kerlchens war so offen und so interessiert, dass es mir schien, als wüsste er bereits mehr als all seine frisch gepressten Kollegen. Als sei er etwas ganz Besonderes.

Wie besonders er war, wurde mir in dem Moment klar, als Yvonne das Handtuch öffnete. Zuerst dachte ich, es sei eine optische Täuschung. Dann, dass mir meine Augen einen Streich spielten. Doch es war eine erschütternde Tatsache: Ihm fehlte der rechte Arm. Dort, wo eigentlich der Ellenbogen sitzen müsste, lief der verkürzte Oberarm einfach in einer Art Wurstzipfel aus. Es sah aus, als sei dem Schöpfer der Lehm ausgegangen und er habe diesen Arm, wie eine Rolle Knetgummi, einfach abgedreht.

»Das ist eine amniotische Abschnürung«, raunte Yvonne

mir zu. »Das kommt vor, wenn sich eine kindliche Extremität während der Schwangerschaft in einem der faserartigen Gewebssträngte verfängt.«

Ich musste an die Kaninchen- und Vogelschlingen denken, mit denen mein Großvater sein Überleben in russischer Kriegsgefangenschaft gesichert hatte.

»Diese Bänder hängen da einfach in der Gebärmutter rum, bis ihnen ein Fäustchen oder ein Fuß in die Falle geht?«, flüsterte ich besorgt. Davon hatte ich ja noch nie gehört.

»Nein. Nur wenn die Eihaut einreißt.«

»Das heißt, er hat da drin zu viel herumgefuchtelt? Sich den Arm selbst amputiert?«

»Ja. Wahrscheinlich zu einem sehr frühen Zeitpunkt.«

»Du bist mir ja einer«, sagte ich leise zu dem Kleinen.

Der nahm es gelassen und zeigte sogar den Anflug eines Grinsens.

Yvonne dagegen hatte Panik im Blick. Ihr kam die Aufgabe zu, den Eltern ihr Kind zu übergeben.

Erst ein paar Wochen zuvor war ein kleines Mädchen mit Lippen-Kiefer-Gaumenspalte geboren worden. Die Eltern hatten den Anblick ihres Kindes nicht ertragen. Obwohl diese Fehlbildung gut zu operieren ist und sich damit, wie Carmit von den *Pussycat Dolls* beweist, auch eine mediale Pop-Karriere machen lässt, wollte die Mutter ihr Kind nicht annehmen. Wie versteinert hatte sie im Kreißsaal ihrem Kind ins Gesicht geschaut und die Kinderschwester immer wieder abgewiesen.

Wie würde nun dieses Paar darauf reagieren, dass ihrem Kind gleich ein ganzer Körperteil fehlte? Dass es aus der Schwangerschaft hervorging wie ein alter Kriegsveteran?

Dass ihr Wunschkind alles andere als perfekt, um nicht zu sagen, behindert war?

»Ist der süß!«, rief die Frau begeistert, als sie endlich ihren Sohn im Arm hatte. Er war gewaschen, gewickelt und wieder gut in einem Handtuch eingepackt. Mit all seinem neugierigen Charme blickte er seiner Mutter fest ins Gesicht.

»Es tut mir leid«, stotterte Yvonne und zupfte an einer brünetten Strähne, die sich aus ihrer Hochfrisur schlängelte. »Offensichtlich ist von Ihrem Arzt etwas übersehen worden.«

»Was soll denn nicht stimmen mit ihm?«, fragte die Mutter. In ihrer Stimme schwang ironische Ungläubigkeit mit. Als wolle ihr jemand weismachen, dass dieses Goldstück nur aus Messing, ihr Original nur eine Fälschung sei. Zudem grollte bereits der Sound der Löwinnenmutter darunter. Ein Ton, der keinen Widerspruch duldete und jede Kritik an ihrem Nachwuchs mit einem imaginären Zähnefletschen beendete.

»Er hat ein Amniotisches-Band-Syndrom«, erklärte Yvonne steif. »Das ist recht selten und betrifft meist nur Finger oder Zehen. In ihrem Fall allerdings …«

»*Was* hat er?«

Die junge Mutter lächelte immer noch und klang liebevoll zerstreut. Als hörte sie gar nicht richtig zu. Yvonne wusste sich nicht anders zu helfen und schlug einfach das Handtuch zurück.

»Keinen rechten Arm.«

Plötzlich war es wieder sehr still.

Beide Eltern starrten auf ihr einarmiges Baby.

Würde sie weinen? Würde er uns Vorwürfe machen?

Oder ihrem Arzt, der es zwar nicht hätte verhindern können, es aber übersehen hatte? Lange sagte keiner von beiden etwas. Dann gab sie dem Kleinen einen Kuss auf die
Stirn, schlug das Handtuch wieder zu, sah auf und sagte
ganz cool:

»Eins ist klar: Linkshänder wird er auf jeden Fall.«

Neben dem Dienst im Kreißsaal gehörte es zum geburts-
hilflichen Teil meiner Ausbildung, die Wochenstation zu
betreuen. Das war sehr schön, denn ich konnte gut ver-
folgen, wie sich Mutter und Kind nach der Geburt aneinander gewöhnten, bevor ich die junge Familie in ihren
Alltag entließ. Bei unserem kleinen Sumo-Ringer gab es
keine Probleme. Die Mutter liebte ihren Zwerg und stillte
ihn voller Hingabe. Und auch ihre Zimmernachbarinnen
merkten sehr schnell, dass Mitleid bei ihr vollkommen fehl
am Platze war.

Die frisch entbundenen Frauen liegen zumeist in Drei-
bettzimmern in einem bunten kulturellen Mix nebeneinander: die junge Russin neben der viertgebärenden Türkin und der deutschen Studentin. Die Visiten dort waren
für mich zunächst gewöhnungsbedürftig. Aufgrund ihrer
unterschiedlichen Geburtsverletzungen, sei es der Dammschnitt, der Riss oder der Kaiserschnitt, bewegten sich die
jungen Mütter wie alte Omis nur in Zeitlupe und so vorsichtig, als gingen sie über Glatteis. Hatte eine von ihnen
noch nicht die Zeit gehabt, ihr Krankenhausnachthemd
gegen ein eigenes einzutauschen, so klaffte hin und wieder
der Schlitz über ihrem Hintern auf und gab den Blick frei
auf diese unsäglich peinlichen Netzunterhosen, in denen
immer verrutscht und viel zu groß die dicken Zellstoffbin-

den hingen. Es sah erbärmlich aus. Von diesen Binden ging zudem der intensive, metallisch-moderige Odeur eines normalen Wochenflusses aus. Ich habe auch heute noch eine äußerst empfindliche Nase, und bevor ich in die Welt der Wöchnerinnen eintrat, hätte mich dieser Geruch auf dem Absatz kehrtmachen oder zumindest eine ordentliche Dosis Raumspray versprühen lassen.

Zu diesen physiologischen Ausdünstungen kam eine gewisse Aversion gegen die breiige Krankenhauskost bei Patientinnen aus Ländern mit einer abwechslungsreichen, deftigeren Küche hinzu. Sie ließen sich auch durch die Mahnungen der Hebammen, während der Stillzeit keinen Knoblauch zu essen, damit die Babys weniger Blähungen hätten, nicht von ihren Ernährungsgewohnheiten abhalten. Für die Besucher galt es ganz offenbar als unhöflich, ohne eine heimische Spezialität am Bett einer jungen Mutter aufzukreuzen, sodass in den Zimmern meiner Wöchnerinnen häufig eine ausgelassene, mediterrane Picknickstimmung herrschte. Gertraud, die Stationsschwester, ertrug diese Situation nur, indem sie alle paar Stunden in die Zimmer stürmte, Mütter und Babys unter ihre Zudecken verbannte und genervt die Fenster zum Lüften aufriss.

Doch diese Gerüche waren gar nichts gegen das Bukett, das mir eines Morgens aus dem Zimmer einer Privatpatientin entgegenschlug. Frau Jäger lag allein in ihrem Bett und weinte still vor sich hin. Die Luft in dem kleinen Raum war heiß und zäh und stank so erbärmlich, wie ich es noch nie zuvor in einem der bunten Dreierzimmer erlebt hatte. Es war aber weder Essensgeruch noch der faulige Odeur eines gestörten Wochenflusses. Es roch irgendwie anders. Süß und sauer gleichermaßen, nach einer Mischung aus Erbrochenem, vergorener Milch, verwestem Laub, verrottendem Käse und moderndem Kraut. Es war einfach widerlich.

»Was ist denn hier los?«, fragte ich entsetzt und machte mich – wie Gertraud – sofort am Fenster zu schaffen.

Die junge Mutter beobachtete mich mit einem vom Weinen roten Karnickelblick.

»Mein Busen tut so weh«, klagte sie.

»Aber warum riecht das so?«

»Die Kleine will einfach nicht trinken«, heulte die arme Frau Jäger wieder los. Mir würde bei dem Gestank hier auch der Appetit vergehen, dachte ich, sagte aber munter: »Na, dann zeigen Sie doch mal her.«

Als sie daraufhin ihren Still-BH aufklappte, war es nicht der Anblick ihrer megamäßigen Brüste, der mich nach Luft schnappen ließ. Es war der Gestank, der von ihnen ausging. Eine weißlich-schmierige Schicht überzog die gesamte Haut, die rot und gespannt darunter durchschimmerte.

»Was haben Sie denn da gemacht?«

»Quarkwickel. Das war ein Tipp meiner Hebamme«, sagte die Frau nicht ohne Stolz. Hier muss ich zu bedenken geben, dass Quarkwickel, wie Frau Jäger sie machte, ein durchaus bewährtes Mittel sind, die Hitze aus geschwollenen Milchstau-Brüsten zu ziehen. Nur mir war das damals noch nicht bekannt. Genauso wenig wie das andere Hausmittel, mit dem sie mich gleich darauf konfrontierte.

»Ich habe den Quark gestern Abend aufgetragen, nachdem die Weißkohlblätter so labberig geworden waren.«

Ein Blick in den Mülleimer zeigte die zweite Quelle des olfaktorischen Übels: die gelblich-wabbeligen Blätter eines halben Kohlkopfs wellten sich darin und verströmten einen beißenden Geruch. Gewiss, die gefrorenen Weißkohlblätter waren durch ihre runde Form und die gelartige, ja fast Cold-Pack-mäßige Konsistenz die ideale Kühlung für geschwollene Milchbrüste. Weil sie zudem beim Auftauen auch noch Enzyme abgeben, die einer Brustentzündung vorbeugen, sind sie der zweite beliebte Helfer aus dem Vorratsschrank. Ich fand den sorglosen Umgang mit dem Restmüll aber gelinde gesagt fahrlässig. Meine empfindlichen Nasenschleimhäute morsten mir unablässig Notsignale, und ich drückte einer Schwesternschülerin den Mülleimer in die Hand, schickte Frau Jäger zum Duschen und bestellte sie anschließend mit ihrer prallen Oberweite ins Stillzimmer. Nachdem Quark und Weißkohl nicht wirklich gewirkt hatten, konnte eine Brustentzündung wohl nur noch durch den zwischenzeitlichen Einsatz einer Milchpumpe abgewendet werden. Frau Jäger beugte sich nur widerwillig meiner Empfehlung.

»Das ist so unnatürlich mit dieser Maschine. Das wird mein ganzes Stillerlebnis beeinflussen«, jammerte sie, als ihr die Hebamme den durchsichtigen Plastiktrichter über die Brustwarze stülpte.

»Halb so schlimm«, tröstete die Nachbarin auf dem Sessel daneben, deren Busen schon ordentlich gemolken wurde. »Aber wenn es dir lieber ist, lass doch einfach deinen Mann dran saugen. Meiner hat das bei unserem ersten Kind liebend gern gemacht. Und der Milchfluss kommt auf diese Art und Weise ganz natürlich wieder in Gang. Wirst schon sehen.«

Ich weiß nicht, ob Frau Jäger sich diesen Rat zu Herzen nahm. Ich weiß nur, dass ich seit dieser Visite ein recht gespaltenes Verhältnis zu der Quarkspeise in unserer Krankenhauskantine hatte.

Als ich später dann allein Nachtdienste schob und immer noch die Entbindungsstation betreute, nahm eine Kollegin eine Afroamerikanerin auf, die in der 25. Woche schwanger war. Weil bei ihr Blutungen eingesetzt hatten und ein wenig Fruchtwasser abgegangen war, rechnete sie mit einer späten Fehlgeburt und legte sie daher nicht auf die Entbindungs-, sondern auf die gynäkologische Abteilung. Damals war die 25. Woche die Grauzone in der Frühchentherapie. Es hatten zwar einige Babys eine so frühe Geburt überlebt, aber durch die Beatmung waren viele von ihnen erblindet, sie hatten lebenslang Lungenprobleme, oder ihr unreifes Gehirn hatte gelitten, und es entwickelten sich Spastiken. Dieses Kind war meiner Kollegin zufolge laut Ultraschall sogar noch zwei Wochen kleiner.

»Ich habe der Mutter bereits gesagt, dass es keine Überlebenschance hat«, unterrichtete mich die Kollegin über den Fall, bevor sie ging. »Die Nachtschwestern auf Station wissen Bescheid.«

»Aber was, wenn es gar nicht so schnell geht? Wenn es gar nicht heute Nacht abgeht? Warum verlegen wir es nicht intrauterin in die Uniklinik. Dort könnten sie mit Wehenhemmern die Geburt vielleicht lange genug herauszögern, bis die Chancen besser stehen.«

»Es ist ein Spätabort. Keine Verlegung nötig, sagt die neue Chefärztin. Lass sie einfach auf Station.«

Das war alles, was ich erfuhr. Ich sah mir die Akte an. Irgendwie plagten mich Zweifel, ob wir das Richtige taten.

Es wurde dann eine ruhige Nacht. Der Kreißsaal war leer, und auch in der Notaufnahme blieb alles still. Als mein Pieper losging, war es die Nachtschwester der gynäkologischen Station. Die Frau mit dem Spätabort habe Schmer-

zen, berichtete sie aufgeregt. Sie habe ihr schon das Schmerzmittel gegeben, aber sie glaube, bald sei es soweit. Die
Stimme der Schwester überschlug sich beinahe vor Aufre-
gung. Wahrscheinlich war sie frisch examiniert oder machte
sonst nur in der Augenheilkunde Dienst. Ob ich nicht sofort kommen könne, fragte sie bebend.

Ich lief in den Kreißsaal, um ein Abnabelungs-Set zu holen. Dort traf ich Sabine. Sie war eine der erfahrenen Hebammen, aber im Gegensatz zu Ingrid eher Typ preußischer
General als fürsorgliche Schamanin.

»Was, du willst das auf Station machen?«

Ihre Terrier-Haare standen zwar durch reichlich Gel
ohnehin schon zu Berge, aber ihr Gesicht drückte beredt
aus, dass sie ähnlich empfand. »Das wird eine ziemliche
Sauerei. Die Nachtschwester hat doch keine Ahnung. Nu
bring sie schon runter, die Kleine. Wir haben hier heute eh
keine Entbindung zu liegen. Da werden wir doch einen
Spätabort betreuen können.«

Diese Lösung des Problems war mir sehr recht, auch
wenn ich damit eigentlich den Anweisungen meiner Chefin zuwider handelte. Ich war froh, Sabine an meiner Seite
zu wissen. Sie war quadratisch, praktisch, gut. Sie würde
die Dinge in die Hand nehmen. Plötzlich wusste ich, woher mein Unbehagen in diesem Fall rührte. Die Frau und
die ganzen Umstände erinnerten mich zu sehr an Afrika.
Ich wollte kein totes Kind abnabeln, messen und wiegen
und dann auch noch die Mutter trösten. Die einzige Erfahrung, die ich darin hatte, war eine Katastrophe gewesen. In
diesem Punkt hatte ich mich wirklich kein bisschen weiter-
entwickelt. Also rief ich auf Station an, dass wir die Frau im
Kreißsaal erwarteten.

Sabine kümmerte sich um alles.

Sie verfrachtete die Frau samt Ehemann in das kleine Vorwehenzimmer, gab ihr die Schmerzmittel und wartete mit dem Paar. Ich tigerte unruhig durch das Krankenhaus. Briefe diktieren ging nicht. Schlafen erst recht nicht. Ich fühlte mich wie eine Getriebene. Mir widerstrebte diese Totgeburt, aber ich wollte sie auch auf keinen Fall verpassen. Ich hatte so ein eigenartiges Gefühl. Also hing ich stundenlang mit Kaffeetasse im Aufenthaltsraum herum. Als ich später einmal nach dem Rechten sah, kam das Baby gerade zur Welt. Ich sah, wie Sabine es abnabelte und in ein Handtuch wickelte. Sie wollte den Eltern den Anblick ihres toten Kindes ersparen, reichte mir das Bündel und winkte mich hinaus. In diesem Moment hörte man einen leisen Laut. Ein feines Fiepen nur, wie von einer Maus.

»Lebt es etwa noch?«, fragte die Mutter und setzte sich auf. In ihrer Stimme schwang ein heller Oberton von Hoffnung, der all unsere vorherigen Absprachen zunichtemachte. Dass es keinen Sinn machte, das Baby zu reanimieren, beispielsweise.

»Ich werde es untersuchen«, sagte ich schnell und sprintete hinaus. Auf dem Untersuchungstisch unter der Wärmelampe schlug ich das Handtuch auseinander. Es war ein erschütternder Anblick. Vor mir lag kein Kind, sondern ein kleines, zerbrechliches Wesen, das in Aussehen und Größe eher einer gerupften Wachtel glich. Sein Bäuchlein pumpte langsam, und ich dachte: Es atmet ja!

Ich hatte noch die Stimme der Kollegin im Ohr, die beteuerte, es gebe keinerlei Überlebenschance. Und nun das. Wahrscheinlich würde es hier in den nächsten Minuten sterben. Einfach aufhören zu atmen. Ich musste nur warten.

Aber durfte ich das denn?

War das nicht unterlassene Hilfeleistung?

Diese Gedanken rasten in Sekundenschnelle durch mein Gehirn. Entsetzt stellte ich fest, dass ich genau in den Schlamassel geraten war, den ich befürchtet hatte: zuständig zu sein für die Entscheidung über Leben und Tod. Um nicht länger nichts zu tun, legte ich das Wesen zunächst auf die Waage. Es wog keine 500 Gramm. Ich betrachtete es kurz, wie es unter der Wärmelampe lag und ein wenig strampelte. Von wegen Reanimation. Es atmete noch immer ganz von allein! Würde ich den üblichen Apgar-Test machen, der die Hautdurchblutung, die Atmung (also das Schreien), die Bewegung, den Muskeltonus und die Reflexe beurteilte, läge er im oberen Bereich. Womöglich käme ich auf einen Punktwert von sieben bis acht von zehn. Und das bei einem als Totgeburt angekündigten Spätabort?

Ich zögerte nicht mehr länger und rief die Kinderärztin an.

Als ich den Fall schilderte, reagierte sie ungehalten.

»Ein Spätabort klinisch 23. Woche? Das kannst du vergessen.«

»Aber rechnerisch ist die Kleine 25. Woche. Und sie schreit.«

»Sie schreit?«

Sie kam sofort rauf.

Kaum hatte sie das winzige Mädchen gesehen, ging alles ganz schnell. Sie wickelte sie in eine Goldfolie und setzte ihr ein Strickmützchen auf. Das sollte sie vor weiterer Auskühlung schützen und gab ihr das Aussehen eines biwakierenden Mini-Sherpa. Sie benötigte auch später nicht mal einen Beatmungsschlauch, denn sie atmete weiterhin ganz von allein. Natürlich schimpfte die Ärztin ununterbrochen.

»So einen Fall hättet ihr ankündigen müssen. Der benötigt intensivmedizinische Betreuung. Ich habe gerade meinen Oberarzt angepiept. Aber so kann das in Zukunft wirklich nicht mehr laufen.«

»Ich dachte, sie wäre tot«, versuchte ich mich zu verteidigen.

»Das hier nenne ich aber ziemlich lebendig«, sagte sie pampig und wandte sich wieder der Kleinen zu.

Okay, ich kannte die Statistiken. Demnach waren farbige Mädchen die toughsten und die erfolgreichsten, wenn es ums Überleben einer extremen Frühgeburt ging. Trotzdem erschien es mir wie ein Wunder, dass die Kleine schrie und strampelte. Aber manchmal sind sogar Wunder unerwünscht. Dieses Mädel war so ein Fall. Eine Geburt, bei der ich mich zwischen alle Stühle setzte, bei der ich es niemandem recht machen konnte, obwohl ich nichts Falsches tat.

Als ich am nächsten Tag in der Morgenkonferenz von dem Verlauf berichtete, den die Sache genommen hatte, kassierte ich einen heftigen Anschiss von meiner Chefin. Natürlich, ich hatte mich ja ihren Anordnungen widersetzt. Genauer gesagt hatte sich das kleine Mädchen widersetzt. Es war einfach nicht gestorben.

»Sind Sie sich im Klaren darüber, wie viel die intensivmedizinische Betreuung dieses Frühchens unser Krankenhaus kostet? Es wird sowieso nicht überleben, wenn Sie mich fragen.«

»Früher haben wir diese Würmchen einfach im Abstellraum auf die Seite gelegt. Nach einer Stunde haben sie nicht mehr geatmet«, fügte der Oberarzt hinzu.

Ich dachte an das kräftige Geschrei meines kleinen Hühnchens. Wie hätte ich anders handeln können? Wie diesen Lebenswillen ignorieren? Aber ich wusste, Widerspruch war zwecklos. Ich hatte in den Augen meiner Vorgesetzten versagt und sinnlos Geld verpulvert.

Die kleine dunkelhäutige Dame indes hielt sich auch diesmal nicht an die Vorhersagen. Sie atmete unbeirrbar weiter, legte an Gewicht zu und verließ nach einigen Monaten die Kinderklinik.

Ein Jahr später wurde ich allerdings von ihren Eltern verklagt.

Ihre Tochter litt unter vielfachen Behinderungen, die aufgrund ihrer Frühgeburtlichkeit entstanden waren. Folgen von Komplikationen, an denen andere Kinder längst gestorben waren.

In neunzig Prozent der Fälle gibt es zum Glück nicht so eine Verwirrung. Die Wehen setzen irgendwann rund um den Geburtstermin ein, die Frauen eilen in die Klinik, und die Entbindungen gehen glatt über die Bühne. Als Ärztin steht man nur daneben und lässt die Hebamme machen. Es gab sogar Fälle, da wusste ich gar nicht, dass eine Frau im Kreißsaal angekommen war. Die Geburt ging so zügig voran, dass vollkommen überraschend mein Pieper signalisierte: Bitte zur Geburt in den Kreißsaal kommen! Und ich nur dachte: Wieso, der Kreißsaal war doch eben noch leer?

Als ich mich erst einmal an den Ablauf gewöhnt hatte, war so eine normale Entbindung wirklich ungemein entspannend. Nicht für die Frauen, versteht sich. Aber ich genoss es, wenn ich nicht eingreifen musste und die Natur ihren Gang ging. Besonders nachts, wenn ich kurz eingenickt war und dann in ein Entbindungszimmer gerufen wurde, hatte die Szenerie oft etwas Magisches. Die Kreißsaalbeleuchtung war meist ausgeschaltet, es brannte nur eine kleine Lampe, und manchmal hörte ich leise Musik. Wenn ich dann eintrat, noch benommen vom kurzen Schlaf, kam es mir vor wie im Traum.

Eines Nachts wurde ich zu einem Frauenpaar gerufen, das gerade im Begriff war, ihr erstes mit Samenspende gezeugtes Kind zu kriegen. Susan, die brünette Schwangere, lag rückwärts in den Armen ihrer blonden Freundin. Diese beugte sich in ihrer aristokratischen, britischen Durchsichtigkeit über Susan und wiederholte leise und ununterbrochen: »Du schaffst das, Susan. Du kannst das.«

»Scheiße aber auch!«, fluchte Susan. »Wie gut, dass du das nächste Mal dran bist.«

Dann schüttelte sie ihre Hand ab und ging auf alle viere.

»Gut so«, sagte Ingrid, »jetzt kannst du drücken.«

Und Susan presste, was das Zeug hielt. Sie stöhnte und sie ächzte, und wenn sie Luft holte, dann jaulte sie wie eine Wölfin. Ihre durchsichtige Freundin wurde noch blasser. Sie vergaß, Susan weiterhin den Rücken zu streicheln, vergaß ihre aufmunternden Worte, hielt sich die Ohren zu und starrte entsetzt auf ihre Liebste. Susan stieß ein letztes langgezogenes Geheul aus, dann war die Tochter da. Als Ingrid sie ihr auf den Bauch legte, brach sie in Jubel aus.

»Ist sie nicht schön? Ist sie nicht einfach wunderschön?«

Doch ihre Freundin sagte nichts.

»Was ist los? Was hast du denn?«

»Ich kann das nicht. Das ist ja schrecklich.«

»Was kannst du nicht? Was ist schrecklich?«, jubelte Susan, voll auf Glückshormon.

»Kinder kriegen. Tut mir leid, aber ich glaube, Helena wird wohl ein Einzelkind bleiben.«

Susan sah sie verständnislos an.

»Was? Du willst nicht?«

Das Bleichgesicht nickte bang. Susan grinste und gab ihrer Freundin einen Kuss. »Kein Problem, mein Schatz. Ich fand's toll. Eins geht noch. Ich mach das glatt noch mal.«

Wenn der Pieper schrillt, weiß man allerdings nie, in was für eine Situation man gerät. Nicht immer ist es eine solch glückliche Familienbildung.

Meine Kollegin Michaela (natürlich auch braunhaarig, aber sie verweigerte sich der allgemeinen Langhaarmähne und trug einen frechen Fransenschnitt) rief mich eines Tages als Assistentin zu einem Kaiserschnitt etwas anderer Art. Sie hatte eine Schwangere aufgenommen, die sich gar nicht wohl fühlte.

»Mir ist so schwindelig und schlecht«, klagte sie. »Und diese Bauchschmerzen!«

Sie schaute ganz elend drein. Michaela wollte sie erst mal an den Wehenschreiber hängen. Denn Bauchschmerzen bei einer Schwangeren bedeuten für uns Geburtshelfer bis zum Beweis des Gegenteils immer zuerst Wehen. Also Geburtsbeginn. Doch Michaela konnte die Herztöne des Kindes nicht finden.

Ich kannte dieses Gefühl sehr gut, das sie überkommen haben musste. Diese Nervosität, die sich steigert, solange man den Bauch mit dem Schallkopf abfährt, um endlich an irgendeiner Stelle das erlösende Getocker einzufangen wie einen seltenen Schmetterling. Als Anfängerin suchte ich oft lange herum, bis ich es endlich lokalisieren konnte. Wenn das Baby mit dem Rücken nach hinten liegt, ist das wirklich nicht so einfach. Die Herztöne klingen leise und verwaschen, reißen hin und wieder ab und machen eine lückenlose Überwachung unmöglich.

In diesem Fall fand Michaela sie aber dort auch nicht. Weder rechts über der alten Blinddarmnarbe noch unter dem Rippenbogen links. Die schleichende Hitze, die mit der Angst, das kindliche Herz könnte tatsächlich zu schlagen aufgehört haben, den Hals hinaufkriecht, macht es besonders schwer, cool zu bleiben. Nur der Ultraschall kann da wirklich Aufschluss geben.

Man sieht es auf den ersten Blick. Man will es nicht wahrhaben, aber man spürt es sofort. Selbst wenn das Kind schläft, ist immer irgendetwas in Bewegung. Der Herzschlag durchpulst das ganze System. Auch wenn man gerade nicht das Herz betrachtet, sieht man das Leben an den Darmbewegungen oder in der Spannung der Nabelschnur.

Dieses Kind aber lebte nicht mehr. Es hing bewegungslos und träge in seinem Fruchtwasser, während die ahnungslose Mutter gespannt auf den Bildschirm blickte.

»Ist sie das?«, fragte sie hoffnungsfroh. »Geht es ihr gut?« Der Mann begriff es als Erster.

»Was stimmt denn da nicht?«, fragte er erregt, während Michaela noch verzweifelt nach irgendeinem Lebenszeichen in diesem Bauch suchte.

Es ist eine hoffnungslose Situation. Man nimmt lieber an, dass man sich getäuscht, nicht richtig hingesehen hat, als die schreckliche Wahrheit zu akzeptieren. Wenn man sie dann den Eltern mitteilt, muss man sich auch hundertprozentig sicher sein. Alles andere wäre zu grausam.

Die richtigen Worte zu finden ist das Schwierigste.

Und das geplante Vorgehen zu erklären auch.

Denn natürlich ist die Vorstellung, ein totes Kind im Leib zu haben, für alle Frauen ein Horror. Sie wollen aus dieser Situation erlöst werden, um sie hinter sich lassen zu können. So schnell wie möglich. Deshalb rechnen sie alle damit, dass sie sofort einen Kaiserschnitt bekommen.

Aber so läuft das nicht. Ein Kaiserschnitt ist eine Operation und damit immer ein Risiko für die Mutter. Er hinterlässt Narben an der Gebärmutter, die bei einer weiteren Schwangerschaft zum Risikofaktor werden könnten. Körperlich schonender ist es, die Geburt des Kindes medikamentös einzuleiten und mit starken Schmerzmitteln zu begleiten. Aber das dauert. Und die seelische Belastung der Frauen ist brutal.

»Nein!«, weinte auch diese Patientin. »Nein, das ertrag ich nicht!«

Michaela musste all ihr Können aufbieten, um die Eltern zu überzeugen, dass dieses Vorgehen langfristig das Beste sei, auch wenn es sich im Moment nicht so anfühlte.

Eine halbe Stunde später hatte sich das Blatt allerdings gewendet. Die Blutwerte der Frau zeigten alarmierend hohe Leberwerte an, was auf eine Schwangerschaftsvergiftung hindeutete. Die kurzfristigen Kontrollen bestätigten ein gefährliches Ansteigen, und um das drohende Leberversagen und damit Lebensgefahr für die Frau abzuwenden, musste nun doch ein Kaiserschnitt gemacht werden.

»Wissen Sie überhaupt, was Sie tun?«, hörte ich den Mann grummeln. »Warum nicht gleich so?«

Ich stand also gewaschen, im sterilen Kittel und mit Mundschutz im Kreißsaal-OP, als die Patientin hereingeschoben wurde. Die Tatsache, dass ein Kaiserschnitt an einem toten Kind bevorstand, lähmte alle Beteiligten. Die adrenalingepeitschte Aufgeregtheit, die bei einer Notsectio in der Luft knistert, war nicht spürbar. Michaela deckte den Bauch sorgfältig ab und begann, ihn mit langsamen, regelmäßigen Strichen mit Desinfektionslösung einzupinseln. Der Narkosearzt zückte gerade den Intubationsschlauch.

»Halt!«, gellte die Stimme von Alexandra, der italienischen Hebamme, durch den Raum. »Nicht anfangen! Stop!«

Sie riss die OP-Tür vollständig auf und fuchtelte wild mit den Armen. Das war nichts Neues und nicht wirklich überraschend. Denn Alexandra hatte Temperament. Und was für eins. Egal, ob es um das falsche Brötchen ging, das ihr jemand vom Bäcker mitgebracht hatte, um die Frage ›Dammschnitt oder nicht?‹ oder gar um Leben oder Tod. Sie war immer sofort bereit, sich mit vollem Körpereinsatz und mithilfe ihrer opernhaften Stimmgewalt einzubringen.

»Alexandra, wir würden hier gern operieren.«

Michaela ließ genervt die Hand sinken, die schon nach dem Skalpell gegriffen hatte. Der Anästhesist zögerte.

»Aber das Kind ist doch schon tot!«, schrie Alexandra unbeirrt. »Und dieses hier, das können wir vielleicht noch retten!«

Sie deutete auf eine Frau hinter sich. Sie lag auf einer Trage, und ihre Kleider waren voller Blut.

Blut. Allein schon das Wort ist ein Tabu. Keine Sprache der Welt benutzt das eigentliche Wort für Blut. Wir gebrauchen die Umschreibung einer eigentlichen indoeuropäischen Bezeichnung, die *cruor* geheißen haben könnte, ein Wort, das mit einer ursprünglichen Bezeichnung für »Rot« verwandt war. Rot ist eine Signalfarbe und bedeutet Achtung, Vorsicht, Gefahr!

Welche Farbe der Rock der Frau hatte, daran erinnere ich mich nicht mehr. Aber an das dunkle Blut darauf, daran erinnere ich mich sehr wohl. Blut macht Angst, denn es ist in vielen Kulturen symbolisch für die Lebenskraft. Es darf nicht verloren gehen, um keinen Preis.

Es verfehlte auch auf uns seine Wirkung nicht. Michaela sprang vom OP-Tisch weg und griff nach dem mobilen Herztonschreiber. Sie fuhr hektisch den Bauch der blutenden Schwangeren ab, bis sie plötzlich innehielt. Keiner wagte zu atmen. Wir alle lauschten den zarten Tönen, die klangen wie aus einer anderen Sphäre. Unwirklich, aber sie waren da.

»Wie lange blutet sie schon?«, fragte Michaela.

»Keine Ahnung«, keuchte Alexandra, während sie der Frau den Rock herunterriss. Jetzt ging es um Sekunden.

»Raus hier, schnell raus!«, kommandierte Michaela, und ich schob gemeinsam mit ihr die erste Schwangere aus dem OP.

»Was machen Sie denn da? Das können Sie doch nicht tun!«, protestierte ihr Mann und versuchte, die Trage aufzuhalten. Der Narkosearzt drängte ihn zur Seite. Es folgte ein kleines Handgemenge.

»Das kann doch alles nicht wahr sein. Ticken Sie noch ganz richtig? Was ist das nur für ein Saftladen! Rin in die Kartoffeln, raus aus den Kartoffeln. Da soll einer den Durchblick behalten. Und was ist, wenn meine Frau stirbt? Das können Sie doch nicht machen. Sie haben von Lebensgefahr gesprochen. Von Lebensgefahr! Ich will, dass Sie jetzt meine Frau operieren, und zwar sofort. SOFORT!«

Der arme Mann hyperventilierte, und seine Augen sahen aus, als fielen sie gleich aus den Höhlen. In einem amerikanischen Spielfilm hätte er jetzt vielleicht einen Kinnhaken abgekriegt, um zur Besinnung zu kommen und uns nicht weiter von unserer Arbeit abzuhalten. Bei uns aber fiel Alexandra die Aufgabe zu, das verwirrte Ehepaar zu besänftigen. Sie gab eine wunderbare Vorstellung ihres Einfühlungsvermögens. Hier war sie goldrichtig, ihre große Emotionalität. Sie nahm den Mann in den Arm und führte ihn vorsichtig auf den Gang. Wir hätten eben nur diesen einen Kreißsaal-OP, entschuldigte sie sich. Und die Leberwerte seiner Frau seien noch nicht wirklich lebensgefährlich. Sie würden es erst, wenn wir zu lange warteten. Sie legte der Frau die Hand auf den Arm. Eine Stunde mehr oder weniger fiele gar nicht so sehr ins Gewicht. Sie gurrte und tröstete und versuchte alles, um diese armen, traumatisierten Eltern, die den Verlust ihrer Tochter in der Warteschleife eines neongrellen OP-Flurs verkraften mussten, einigermaßen zu beruhigen, während wir das übliche, hektische Notkaiserschnittverfahren begannen.

Alle waren plötzlich konzentriert und hellwach, wie nach einem Paukenschlag.

Es zeigte sich, dass sich der Mutterkuchen vorzeitig abgelöst hatte. Durch den Blutverlust der Mutter wurde das Baby nicht mehr ausreichend mit Blut versorgt. Es hätte wirklich nicht mehr lange durchgehalten. Aber als wir es der Kinderärztin übergaben, stieß es ein leise gurgelndes Wimmern aus. Wir hatten es gerade noch geschafft.

Michaela und ich sahen uns über das Operationsfeld hinweg an. Wir wussten, dass wir das Richtige getan hatten.

In der Geburtshilfe liegt das Leben gleich zweier Menschen in unserer Hand: das der Mutter und das ihres ungeborenen Kindes. Wir hatten es gerade noch geschafft, alle beide vor dem Verbluten zu retten. Doch wo viel Licht, da viel Schatten, heißt ein Sprichwort. Und als wir den zweiten Kaiserschnitt bei der Frau mit dem drohenden Leberversagen machten, zeigte sich einmal mehr, dass auch der Kreißsaal, in dem sich das Leben manchmal im Stundentakt durch fröhliche, erste Schreie zu Wort meldet, sich sehr plötzlich verdunkeln kann. Denn wer wagt schon, den Tod eines Kindes mit dem zahlreicher gesunder Neugeborener aufzuwiegen?

Ein Stau im Kreißsaal-OP ist allerdings wirklich eine Seltenheit. Dagegen kam es durchaus öfter vor, dass die Entbindungszimmer knapp wurden. In meinem damaligen Krankenhaus gab es drei davon. Dann natürlich noch ein Bad mit Wanne und ein kleines Vorwehenzimmer, wo zwei Frauen gleichzeitig am Wehenschreiber liegen konnten. Platz für maximal sechs Schwangere also. In den heutigen Zeiten der rapide abnehmenden Geburtenrate ausreichend, dürfte man meinen. Aber es gab auch hier immer wieder einmal Engpässe. Mir ist da vor allem eine legendäre Vollmondnacht in Erinnerung. Laut Volksglauben und der Überzeugung manch einer esoterisch angehauchten Hebamme kommen an diesem Termin besonders viele Babys zur Welt. Ich hielt das natürlich für ein Ammenmärchen.

Als ich allerdings den Kreißsaal an jenem Nachmittag für den Nachtdienst übernahm, waren schon zwei Frauen unter der Entbindung, eine dritte nahm ich auf und legte sie wegen fortgeschrittener Geburt ins dritte Entbindungszimmer. Dann kamen rasch nacheinander zwei weitere Frauen mit Wehen, die erst mal am Wehenschreiber abgeklärt werden mussten. Bis auf die Wanne war also alles voll. Die beiden Hebammen hatten alle Hände voll zu tun. Sie rannten zwischen den Entbindungszimmern hin und her, als es plötzlich durch die Flure des Kreißsaals tönte: »Ich muss pressen!«

Der Ruf kam aber nicht aus einem der Entbindungs-, sondern aus dem Vorwehenzimmer. Eine rasche Untersuchung zeigte, die Frau hatte recht. Ihr Kind war nicht mehr aufzuhalten und im Begriff, alle drei anderen zu überholen. Doch die Betten im Vorwehenzimmer waren viel zu weich. Und ihr Fußende ist nicht wegklappbar. Was ehrlich gesagt mehr als ungünstig ist.

»Die Herztöne sacken ab, das Kind muss raus!«, rief Sabine, die sich vorbeugte, um die Frau zu untersuchen. Doch sie kam kaum an den Damm heran.

»Warum, verdammt, ist diese Matratze nur so weich. Ich brauch was zum unterschieben!«, rief sie über die Schulter, während sie die Frau zum Hecheln anhielt. Ich sah mich verzweifelt nach etwas Hartem um. Aber da war kein Brett, ja nicht mal ein Tablett. Das Einzige, dessen ich auf die Schnelle habhaft werden konnte, war die Bettpfanne. Eine Art Mini-Pissbecken aus Edelstahl, das man bettlägerigen Frauen unter den Hintern schieben kann. Allerdings wäre es auch nicht besonders stilecht, das Baby in diesen Nacht-topf zu gebären. Ich drehte das Ding also einfach um. Da es unbenutzt war, kein Problem. Immerhin konnten wir damit den Po der Frau leicht anheben und auf seine harte Rückseite von vierzig mal vierzig Zentimetern betten. Kaum hatte ich ihr das Teil untergeschoben, kam mit der nächsten Wehe schon das Köpfchen hervor. Sabine machte einen meisterlichen Dammschutz, und das Baby flutschte sanft hinterher. Doch zur Freude blieb kaum Zeit. Die andere Hebamme rief mich in das erste Entbindungszimmer, und Sabine hörte es auch aus dem zweiten rufen: »Aua, Hilfe, ich kann nicht mehr!«

Panisch sah sie sich um.

Normalerweise wird das Kind erst mal untersucht, gewaschen und vor allem mit einem Bändchen um den Arm markiert, damit klar ist, wie es heißt, wann es geboren wurde und zu wem es gehört. Das ist meist so ein unkaputtbares Plastikteil, wie bei einem All-Inclusive-Urlaub. Doch um dieses identitätsstiftende Armband zu beschriften, blieb keine Zeit. Sabine wickelte das Kind, kaum war es abgenabelt, in ein Handtuch und drückte es seiner Mutter auf den Bauch.

»Hier. Das ist Ihr Kind. Festhalten und bloß nicht wieder loslassen. Es ist noch nicht markiert!«

Dann raste sie in das zweite Entbindungszimmer. Kaum war auch dort das Kind auf der Welt, bekam die andere Frau aus dem Vorwehenzimmer einen Blasensprung. Da es ihr drittes Kind war, ging es zackig weiter, und wir mussten sie unbedingt in ein Entbindungszimmer schaffen, wollten wir nicht noch eine Schüssel-Entbindung riskieren. Also betteten wir Mutter und Kind aus Saal zwei um und schoben sie wieder mit den Worten auf den Gang: »Gut festhalten. Ihr Kind ist noch nicht markiert!«

Diese Nacht bot das typische Szenario für eine Säuglings-Verwechslung. Denn sofort ging es weiter, Schlag auf Schlag. Das Baby im dritten Entbindungszimmer kam und anschließend das Kind in Kreißsaal zwei.

Wie viele Kinder hatten wir also?

In zwei Stunden waren fünf Kinder geboren worden. Ein

echter Rekord. Und erst als der Trubel sich gelegt und ich die Dämme der Frauen versorgt und genäht hatte, bekamen auch die Kleinen ihre bunten Bändchen.

Der Kreißsaal sah allerdings aus wie ein Schlachtfeld.

Es ist ja nicht so, dass eine normale Entbindung eine saubere Sache ist. Es wird gekleckert, gepinkelt und natürlich auch geblutet. Dabei hält sich der Blutverlust aber noch in Grenzen. 500 bis 800 Milliliter sind normal.

Als ich meine erste Zwillingsmami entbinden sollte, wunderte ich mich, warum die Oberärztin mich anwies, gleich zwei Venenkanülen bei der Patientin zu legen. Das sind diese unangenehmen Plastikschläuchlein, die in die Vene auf dem Handrücken oder in der Ellenbeuge gestochen werden und über die während der Geburt Infusionen und gegebenenfalls der Wehentropf angeschlossen werden. Sie tun teuflisch weh und können auch Wochen, nachdem sie gezogen wurden, noch Nervenirritationen auslösen. Die nette rothaarige Zwillingsmami tat mir leid, aber weil die Oberärztin darauf bestand, setzte ich mich folgsam an ihr Bett und zählte ihre Sommersprossen, während ich die beiden Zugänge legte. Unterdessen mühten sich die Hebammen damit ab, zwei Wehenschreiber anzuschließen, um die beiden Herztonkurven der Zwillinge getrennt aufzuzeichnen.

Ich war schrecklich aufgeregt. Ich hatte schon viel zu viel gelesen über Wehenschwäche und Lageanomalien und rechnete nicht damit, dass die Entbindung normal ablaufen würde. Ich wappnete mich innerlich für einen Kaiserschnitt, der natürlich ähnlich ablaufen würde wie jeder andere Kaiserschnitt auch, nur dass man eben zwei Babys aus der Gebärmutter zog und nicht nur eins. Das war nun wirklich nicht besonders aufregend.

Aber die Kinder taten mir den Gefallen und machten keine Zicken.

Das erste schob sich brav mit dem Kopf zuerst nach draußen, wurde zügig abgenabelt und versorgt. Die Oberärztin und ich blieben sitzen und warteten darauf, dass auch das zweite nach unten rutschte. Es dauerte eine Weile, aber inzwischen hatte ich gelernt, mich in Geduld zu üben. Nach ungefähr zehn Minuten platschte mir das Fruchtwasser des zweiten Zwillings auf die Clogs. Bei der Untersuchung stellte ich fest, dass er es sich in einer Steißlage bequem gemacht hatte. Das bedeutete, er kam mit dem Hintern zuerst. Wie eine kleine Pflaume schob sich sein violetter, zusammengedrückter Popo heraus. Es ging ganz flott, denn sein Bruder hatte ihm den Weg ja schon frei gemacht.

Froh über diese unkomplizierte Zwillingsgeburt drückte ich der jungen Mutter auf den Bauch, um zu prüfen, ob der Mutterkuchen sich bereits abgelöst hatte. In diesem Moment kam er zusammen mit einem Schwall roten Blutes aus dem Unterleib der Frau geschossen. Gefährlich hellrot schwappte es auf meine Hose. Die Oberärztin spritzte sofort ein Kontraktionsmittel. Doch zu spät.

»Mir ist so schwindelig«, flüsterte die Frau.

Dann fiel sie in Ohnmacht.

Bei einer durchschnittlichen Blutmenge von 5 bis 6 Litern (das entspricht einem Zwölftel des jeweiligen Körpergewichts in Kilo) macht sich ein Blutverlust auf dem Schlachtfeld des Lebens – sei es afghanisches Hinterland, Autobahn oder Kreißsaal – erst ab etwa einem Liter mit Durst und Schwächegefühl bemerkbar. Bei 1,5 bis 2 Litern treten Schwindel und Verwirrtheitszustände ein, bevor es zu einer Ohnmacht kommt. Bei einem Blutverlust von mehr als 30 Prozent muss mit Tod durch Verbluten gerechnet werden.

Natürlich brach daraufhin die absolute Hektik aus. Hebammen rannten herum, um weitere Infusionen zu besorgen. Die Oberärztin telefonierte nach Blutkonserven, und ich stand da und hielt den schlaffen Uterus der Frau durch die Bauchhaut hindurch fest. Ich knetete und walkte, um den schlappen Muskelsack dazu zu bewegen, sich zusammenzuziehen. Würden sich seine Fasern wieder fest elastisch ineinander verzahnen, so würden die Spiralarterien der Gebärmutter zusammengedrückt werden, und die Blutung wäre vorbei. Aber es tat sich nichts.

Die von der Oberärztin angeordneten Kanülen erwiesen sich vorübergehend als rettende Anker in diesem chaotischen Strudel. An der einen Seite ließen wir das Kontraktionsmittel hineinlaufen, auf der anderen wurde eine Blutkonserve angehängt. Unterdessen sprudelte es weiter aus der immer durchsichtiger werdenden Patientin.

»Gib mir den langen Handschuh«, sagte die Oberärztin zu Karin, einer Hebamme mit kurzem blonden Haar und einem leichten Silberblick. Sie hörte immer sehr aufmerksam zu, und sie dachte vor allem auch mit.

Während die Oberärztin die Gebärmutter mit der Hand innerlich bis zum Bauchnabel der Patientin hoch von möglichen Plazentaresten befreite, öffnete Karin eine Packung Mullbinden.

»Ich dachte, Sie würden vielleicht gerne tamponieren.«

Also wurde der Uterus der armen Frau gestopft wie eine Weihnachtsgans. Doch auch das machte die Sache nicht wirklich besser. Das Blutbild ergab eine drohende Gerinnungsstörung und erforderte den Einsatz von Plättcheninfusionen und anderer High-Tech-Medizin. Zuallererst musste aber die Blutungsquelle beseitigt werden. Wenn nötig durch die Entfernung der blutenden Gebärmutter selbst. Aber eine Operation war wegen der zunehmenden Gerinnungsproblematik auch sehr gefährlich. Die Frau könnte an den Operationswunden verbluten. Es war wie verhext. Würden wir diese Blutung nicht in den Griff bekommen, drohte ein Multi-Organ-Versagen. Das war etwas, an dem auch heutzutage immer noch gestorben wird.

Bei dieser Erkenntnis wurde mir ganz flau im Magen. Wir waren in eine Sackgasse geraten, aus der es anscheinend keinen Ausweg mehr für diese Patientin gab. Der Sensenmann, den ich bisher nur in Form von tot geborenen Kindern erlebt hatte, trat plötzlich vor mich hin und forderte das Leben einer erwachsenen Frau. Einer hübschen Rothaarigen, deren Sommersprossen auf der Nase zusammenliefen, sodass selbst das Legen von zwei Kanülen nicht ausgereicht hatte, sie alle zu zählen. Einer Frau mit einer Haut wie Milch, so weiß, die gerade Mutter von zwei artigen, kleinen Zwillingen geworden war. Das konnte doch gar nicht sein. Da musste es doch noch einen Joker geben, einen medizinischen Deus ex machina, der das Ruder noch einmal herumriss.

Der frisch gebackene Vater saß mit seinem Baby-Pärchen im Arm in einem anderen Entbindungszimmer und sah aus, als würde er unter diesen beiden zarten Gewichten gleich zusammenbrechen. Sobald jemand an seiner Zimmertür vorübereilte, sah er auf und verfolgte jede Bewegung mit einem kläglichen Blick. Keiner konnte ihm sagen, wie es weitergehen würde. Keiner wusste, ob seine junge

Frau diesen Tag überleben würde. Aber er fragte nicht. Er wollte die Antwort gar nicht hören.

Als klar war, dass wir nicht operieren konnten, wurde die Frau auf die Intensivstation verlegt. An den Infusionsständern baumelten Blutkonserven über drei Etagen und klapperten im Abschiedstakt, als sie langsam aus der Tür und in den Aufzug geschoben wurde. Jetzt hatten die Intensivmediziner das Kommando. Ich kam mir vor wie eine Staffelläuferin, die ihr Holz übergeben hatte und nun erschöpft zusammenbrach. Die Oberärztin und ich geleiteten schleppend den Tross, bis sich die Aufzugtüren schlossen.

Dann standen wir da, geschlagen im Kampf, vor den Kopf gestoßen von den Ereignissen. Das war sie also, die gefürchtete atonische Nachblutung. Mich schauderte angesichts unserer Hilflosigkeit. Kein Wunder, dass man den Frauen für die Entbindung früher allerlei Amulette, Blutsteine und Schlangenhaut umgehängt hatte, damit ihnen solch ein Szenario erspart bliebe.

Aber die Rothaarige erwies sich als zäh.

So schnell gab sie nicht auf. Ganz offensichtlich wollte sie doch noch etwas von ihren Zwillingen haben. Wollte miterleben, wie sie krabbeln, laufen, sprechen lernten und ihre Lehrer zur Weißglut trieben. Nachdem sie zehn Blutkonserven erhalten hatte, ihr Blut also einmal komplett ausgetauscht worden war, stabilisierte sich ihr Zustand. Am nächsten Tag konnte ich Visite bei ihr auf der Intensivstation machen. Bleich wie ihr Laken hing sie im Bett, von Schläuchen durchzogen. Aber auf ihrem Gesicht lag der schwache Schimmer eines Lächelns.

»Ich habe sie gesehen«, hauchte sie. »Auf Fotos nur, aber immerhin.«

Erschöpft schloss sie wieder die Augen. Ihr Atem ging schnell, flach und säuselnd.

Es dauerte lange, aber sie erholte sich und kehrte nach Wochen zu ihrer Familie zurück. Es war knapp gewesen. Verdammt knapp.

Bis heute weiß ich nicht, was es war, das sie gerettet hat. Was letztendlich den Ausschlag des Pendels hin zum Überleben gab. Ich hatte jedenfalls nichts dazu beigetragen. Vielleicht waren es die Blutkonserven. Vielleicht auch die Gerinnungsfaktoren. Vielleicht waren es ihr eiserner Wille und ihre Liebe zum Leben. Vielleicht konnte auch nur all das zusammen dieses Wunder bewirken.

SELBER KINDER KRIEGEN

Meine vielschichtigen Erfahrungen im Kreißsaal führten dazu, dass ich das Thema der eigenen Vermehrung eher kritisch sah. All diese möglichen Komplikationen während Schwangerschaft und Geburt, der ganze Schmerz, das Drama und mögliches seelisches Leid resultierten bei mir in einer natürlichen Abwehrhaltung. Denn ich verfüge über einen gesunden Selbsterhaltungstrieb.

Nachdem ich Einblick in die Geburtshilfe genommen hatte, fragte ich mich allen Ernstes, wie Frauen freiwillig diese Tortur auf sich nehmen konnten. Und wusste die Antwort doch schon selbst: Sie hatten ja keine Ahnung! Sie kamen völlig überrumpelt von den ersten wirklichen Wehen im Kreißsaal an. Ihnen blieb keine andere Wahl, als die Entbindung einfach über sich ergehen zu lassen. Denn trotz guter Geburtsvorbereitungskurse und freundlicher Hebammentipps mussten sie feststellen, dass sich der Schmerz oft doch nicht so einfach wegatmen lässt.

Was aber Mütter dazu veranlasste, auch noch zweite, dritte oder gar vierte Kinder zu bekommen, sich offenen Auges mehrfach auf diese Situation einzulassen, das war mir vollkommen schleierhaft. Offensichtlich gewöhnte man sich an alles.

Es war jedoch auffallend, wie wenig die gynäkologischen

Jungärztinnen im ersten Kreißsaaljahr über einen eigenen Kinderwunsch sprachen. Die erfahreneren Kolleginnen oder auch Fachärztinnen hatten damit weniger ein Problem. Sie sprachen zwar nicht über Kinder, sie bekamen sie einfach. Erstaunlicherweise häufig zu den denkbar ungünstigsten Zeitpunkten.

Eigentlich möchte man meinen, Frauenärztinnen seien besonders versiert in Dingen der Familienplanung und Verhütung. Sie hätten es fest im Griff, wann, mit wem und wie viele Kinder sie bekommen. Aber die Realität sieht anders aus.

Kerstin, eine Kollegin von mir an der Uniklinik, ist dafür das beste Beispiel. Sie war im Gegensatz zu uns anderen Gynäkologinnen der Abteilung, die wir uns in Beziehungen auf Zeit, eheähnlichen Gemeinschaften oder im Verlobungstaumel befanden, immer Single geblieben. Dabei sah sie wirklich niedlich aus. Sie hatte langes, leicht gewelltes, goldblondes Haar und eine sportliche Figur. Ihre Augen waren groß, und die Regenbogenhaut strahlte in einem verwaschenen Türkis, das an den Rändern von einem dunklen Ring umgeben war. Es sah aus, als habe sie jemand mit viel Wasser und einem Aquarellpinsel in ihr Gesicht getupft. Zudem war sie eine virtuose Operateurin. In einem Nachtdienst hatte sie notfallmäßig ganz allein eine geplatzte Eileiterschwangerschaft per Bauchspiegelung operiert. Was ein bisschen so ist, als spiele man am Computer das altmodische Kindergeburtstagsspiel »Schokolade essen«, bei dem man Messer und Gabel in zwei dicken Fäustlingen hält und damit eine in Zeitung verschnürte Tafel Schokolade aufschneiden und zerteilen muss. Denn anstatt in den Bauchraum sieht man während einer Bauchspiegelungs-OP nur auf einen Bildschirm.

Kerstin hatte die Blutung gestillt und damit die Frau gerettet, noch bevor der Oberarzt sich steril gewaschen hatte. Dabei war sie damals noch gar nicht Fachärztin. Aber sie hatte es einfach drauf. Sie verfügte über geschickte Finger und genug Mumm in den Knochen, um solche Stresssituationen souverän zu meistern. Sie machte natürlich innerhalb kürzester Zeit ihre Facharztprüfung und verließ dann die Klinik, um ihre eigene Praxis zu gründen.

Wir waren alle zur Praxiseinweihung eingeladen. Ich war wirklich beeindruckt. Die Wände leuchteten in warmem Apricot, eine schlichte Theke stand als Anmeldung zur Verfügung, und an den Wänden hingen moderne Kunstwerke. In den beiden Untersuchungsräumen standen zwei ultramoderne Untersuchungsstühle, auf die ihre Patientinnen nicht erst umständlich hinaufklettern mussten, sondern die sie, weich gepolstert wie ein Liegesitz in der Business Class, auf Knopfdruck in die Untersuchungsposition brachten. Natürlich hatte sich Kerstin auch ein hoch auflösendes Ultraschallgerät gesichert sowie die Möglichkeit, in einem Ambulatorium selbst kleinere operative Eingriffe durchzuführen. Es war perfekt. Und es hatte eine Menge Geld gekostet. Aber da sie weder einen festen Freund noch Familie hatte, plante sie, jeden Tag von acht bis acht Sprechstunde abzuhalten und den Bankkredit zügig abzuzahlen.

Doch sie hatte nicht mit George gerechnet.

George machte sich vier Monate, nachdem sie ihre Praxis eröffnet hatte, bei ihr bemerkbar. Erst nur mit morgendlicher Übelkeit, dann auch als kleiner pulsierender Punkt in ihrer Gebärmutter. Kerstin war schwanger.

Durch einen One-Night-Stand, wie sie später gestand. Doch ich hege noch immer die Vermutung, dass der Vater des Kleinen ein verheirateter Kollege war. Trotzdem war es uns allen ein Rätsel, wie ausgerechnet ihr eine ungeplante Schwangerschaft hatte passieren können.

Welche Gynäkologin führt nicht mehrmals täglich mit ihren Patientinnen Gespräche über Verhütung und Sexualität? Wer erklärt nicht regelmäßig jungen Teenage-Girls die Notwendigkeit eines Präservativs zur Vorbeugung von Geschlechtskrankheiten und Aids? Konnte es Kerstin in ihrer gesamten Facharztausbildung verborgen geblieben sein, dass eine Frau an zwei bis drei Tagen im Monat fruchtbar ist? Und wie sie diese Tage bestimmen und sich gegen eine unerwünschte Schwangerschaft schützen kann? Die Situation war völlig unmöglich. Ihr fehlte nicht nur der Mann für die Herausforderung einer Familiengründung. Ihr fehlten vor allem die Zeit und das Geld.

Es war einfach der denkbar schlechteste Moment.

Vor allem aber war sie gar nicht der Typ für so etwas. Sie war eine Frau, die gerne plante. Die alles im Voraus berechnete und besonders gut machen wollte. Die Rolle als alleinerziehende, selbstständig tätige Mutter hätte Kerstin wohl als nicht gerade perfekt bezeichnet. Und doch schien sie auf einmal damit zu kokettieren. Zumindest hielt sie nicht hinterm Berg mit ihrem Zustand. Sie hätte es sich durchaus anders überlegen und sich der Schwangerschaft auf ganz legale Art und Weise entledigen können. Tat sie aber nicht.

»Ich bin schon einunddreißig Jahre alt und habe den richtigen Mann noch immer nicht gefunden. Also mache ich es eben anders als allgemein üblich: Erst kommt das Kind, dann – vielleicht – der Mann.«

Sie erkundigte sich bei uns in der Klinik, ob irgendwer Lust hätte, sich nachmittags und an den Samstagen als Praxisvertretung ein bisschen was dazuzuverdienen. Dann engagierte sie ein freundliches Au-pair-Mädchen für die ersten Monate nach der Geburt und wartete darauf, dass die Wehen einsetzten. Sie hielt sich nicht an den Mutterschutz und arbeitete fast, bis die Fruchtblase platzte. Dann machte sie die Praxis dicht.

Heutzutage ist es keine Überraschung mehr, wenn man erst nach drei Monaten einen Arzttermin bekommt. Man hat sich daran gewöhnt, dass die guten Praxen überlaufen oder die Zeiten begrenzt sind, die ein Arzt für Kassenpatienten vorgesehen hat. Damals galt es als risikoreich, die Patientinnen zu vertrösten. Aber anscheinend hatte Kerstin sich schon einen Namen gemacht, oder es saßen nur noch alte Knacker in den anderen gynäkologischen Praxen ihres Bezirks. Jedenfalls lief der Betrieb nahtlos weiter, als sie drei Monate später die Praxis wieder betrat. Alle drei Stunden aber schloss sie für dreißig Minuten die Tür, griff geschwind in den Buggy, den das Au-pair-Mädchen hereingefahren hatte, und ließ den kleinen George an ihrer Brustwarze andocken, während sie ihre Abrechnungsziffern überprüfte.

Andere Kolleginnen sind noch blauäugiger, was ihre eigene Fruchtbarkeit angeht. Meine Kollegin Yvonne wurde irgendwann einfach unglaublich vergesslich. Sie, die so viel Wert auf äußere Korrektheit und kollegiale Verlässlichkeit legte, entwickelte sich von der peniblen Gouvernante zur klapprigen Chaotikerin. Sie vergaß nicht nur zu essen und würde immer dünner. Sie versäumte es auch, bei einer Patientin, die sie im Nachtdienst aufnahm und für eine

Operation am Eierstock vorbereitete, zu protokollieren, welche Seite betroffen war. Nach dem Nachtdienst ging sie nach Hause und fiel in einen tiefen, komaähnlichen Schlaf. Sie hörte meine Anrufe nicht, mit denen ich diese Frage klären wollte, als die Patientin schon auf dem OP-Tisch lag. Um zu vermeiden, dass das falsche Teil herausgenommen wurde, musste nun ein Ultraschall in den OP gerollt und steril verpackt werden, um den Befund zu überprüfen. Was die Oberärztin verärgerte und die Narkosedauer der Patientin unnötig verlängerte. Auch ich war natürlich nicht wirklich erfreut, denn sich eine halbe Stunde länger am OP-Tisch die Beine in den Bauch zu stehen oder nicht, macht durchaus einen Unterschied. Yvonne war aber nicht nur plötzlich diagnostisch unzuverlässig, sondern auch dauermüde. Es kam vor, dass sie morgens in der Besprechung einnickte, was bei der Lautstärke unseres cholerischen Oberarztes eigentlich unvorstellbar war. Die Nachtschwester von der Drei, der Station direkt neben unserem Arztzimmer, beschwerte sich auch schon bei mir.

»Gestern musste ich wieder die Yvonne herausklopfen. Sie hat einfach den Pieper nicht gehört.«

»Du hast den Pieper nicht gehört?«, fragte ich Yvonne daraufhin. »Der geht einem doch durch Mark und Bein!«

»Ich weiß auch nicht. Bin einfach so schrecklich müde«, sagte sie und gähnte verschämt in ihre Faust.

Ich begann, mir ernsthaft Sorgen zu machen. Vielleicht war es nur eine Anämie. Vielleicht aber auch Leukämie?

»Du solltest dich untersuchen lassen.«

»Mir geht's gut. Ich vertrag nur diese vielen Nachtdienste so schlecht. Mein Körper kommt da immer total durcheinander. Mein Zyklus auch.«

»Dein Zyklus? Was ist mit deinem Zyklus?«

Yvonne wurde rot.

»Na, Belastungs-Amenorrhoe. Stress. Keine Regel.«

»Stress-Amenorrhoe, du bist gut. Wie lange geht das denn schon? Hast du mal daran gedacht, einen Schwangerschaftstest zu machen?«

Sie sah mich mit dem Gesichtsausdruck einer Erstklässlerin an, die versucht, fünfzehn durch drei zu teilen. Dann rannte sie los und holte sich einen Teststreifen von Station.

»Und? Was ist jetzt?«

Ich hatte ihr vor der Toilette aufgelauert, um es als Erste zu erfahren.

»Könntest du mal einen Ultraschall bei mir machen?«

Es ist immer eine heikle Angelegenheit, eine Kollegin um eine Untersuchung zu bitten. Weiß eine, was los ist, dann weiß es womöglich bald das ganze Krankenhaus. Ich hatte natürlich nicht vor zu tratschen, aber auf der anderen Seite kann es auch von Vorteil sein, gezielte Informationen zu streuen. Wenn man nämlich wirklich krank ist, hat man sofort eine Entschuldigung dafür, nicht mehr zum Dienst zu erscheinen. Und man hat eine Kollegin, die als Zeugin fungiert und alle Unterstellungen, man sei womöglich ein Hypochonder, ein Weichei oder einfach nur faul, ad absurdum führt.

Yvonnes Bauch war leicht gerundet, was man unter dem T-Shirt nicht gleich gesehen hatte. Ihr hageres Gesicht und ihre dünnen Armen, die wie sperrige Zweige von ihrem Körper abstanden, hatten über ihre Schwangerschaft hinweggetäuscht.

»Dein Töchterchen ist schon sechzehn Wochen groß«, sagte ich.

»Sechzehn Wochen?« Yvonne war ehrlich schockiert. Das ist eine ganz schön lange Zeitspanne. Wäre sie ein Kaninchen, dann hätte sie in dieser Zeit schon dreimal werfen können. Auch das Hausschwein, das uns physiologisch so ähnlich ist, gebiert seine Jungen bereits nach durchschnittlich 115 Tagen. Die müssen wirklich besser auf Zack sein. Yvonne wäre von einer Ferkel-Geburt vollkommen überrumpelt worden. Da sie glücklicherweise aber eine Frau und keine Sau war, blieben ihr noch weitere sechs Monate, um sich auf die veränderte Situation einzustellen. Ihrem Gesichtsausdruck zufolge, der im Sekundentakt zwischen Unglaube und Angst wechselte, würde ihr das nicht allzu leicht fallen.

»Du hast es wirklich nicht gewusst? Sechzehn Wochen lang? Was bist du nur für eine aufmerksame Gynäkologin.«

»Ich hab einfach nicht an so was gedacht.«

So was. Als ob sie nicht schon jahrelang verheiratet wäre.

»Und ich hab mir ganz umsonst Sorgen gemacht«, sagte ich, wischte das Kontakt-Gel von ihrem Bauch und dem Schallkopf ab und zog sie von der Liege hoch. Insgeheim war ich froh, dass Yvonnes Vergesslichkeit einen so natürlichen Grund hatte. Dass kein Hirntumor oder eine frühe Form von Alzheimer sein hässliches Haupt erhoben hatte. Zudem würden alle erleichtert sein, dass es durch ihre Verbannung aus Kreißsaal und Nachtschicht nun weniger Versäumnisse, Missverständnisse und Fehldiagnosen geben würde.

Ich war allerdings die Letzte, die sich über Yvonne mokieren durfte.

Jahre später sollte es mir ganz ähnlich ergehen.

Da ich keine penible Buchführerin bin und ohnehin den

sprunghaften Zyklus einer zickigen Diva habe, bemerkte ich meine eigene Schwangerschaft ebenfalls erst relativ spät. Von dem irgendwie ahnungslosen Gefühl getrieben, ich würde diese Art Watte-Ausstattung demnächst wieder benötigen, kaufte ich frische Tamponpackungen und Binden in einer Drogerie. Während ich an der Kasse stand, fiel mir auf, dass ich erstaunlich lange nichts davon verwendet hatte. Irgendwie war meine letzte Regel schon verdammt lange her. Ich dachte sofort an Stress. An psychosomatische Amenorrhoe. Überlegte, ob ich in letzter Zeit etwa zu viel Gewicht verloren hätte. Hatte ich eindeutig nicht. Im Gegenteil. Dann, da war ich mir sicher, würde mich die Blutung jeden Moment überraschen.

Doch nichts geschah. Meine Schlüpfer blieben weiterhin reinweiß.

Erst zwei Wochen später begann mir zu dämmern, dass es dafür auch noch eine andere Ursache geben könne. Bei der Ultraschalluntersuchung meiner Frauenärztin klopfte dann tatsächlich frohgemut der Nachwuchs an die Mattscheibe, und zwar mit der pulsierenden Penetranz eines Überraschungsgastes: »Hallöchen! Bin schon da! Mit mir hast du wohl nicht gerechnet, oder?«

Nein, hatte ich nicht. Mein Verhütungscomputer hatte mir an dem denkwürdigen Morgen noch grünes Licht für ungefährliches, geschlechtliches Vergnügen gegeben. Dass die Ampel am nächsten Tag schon auf Rot stand, hatte mich nicht weiter irritiert. Ich hielt mich brav an das Verbot und blieb ganz entspannt. Allerdings nur, bis mir mein Kind aus dem Ultraschall entgegenwinkte.

So gut wir Spezialistinnen zu Beginn im Verdrängen einer Schwangerschaft sind, so wenig wollen wir an deren Ende als Weichei gelten. Setzen also die Wehen ein, so versuchen wir sie so lange wie möglich wegzuatmen. Jede Medizinerin und vor allem wir Gynäkologinnen wissen, dass viele Frauen mit »falschem Alarm« in die Klinik geeilt kommen, den Koffer schleppenden, aufgelösten Ehemann im Schlepptau. Nach einigen Stunden am Wehenschreiber, in denen die gefürchteten Kontraktionen sich wie durch Zauberei verflüchtigen, werden sie wieder nach Hause geschickt. Wir selbst wollen nicht solch einen Fehlstart hinlegen. Wollen nicht unverrichteter Dinge wieder heimkehren und auf einen neuen Startschuss warten müssen. Das würde unsere berufliche Souveränität widerlegen und unser Selbstbild einer guten Diagnostikerin, die jede Situation richtig einzuschätzen weiß, beflecken. Also harren wir aus, bis die Biologie uns in die Knie zwingt.

Meine Freundin Ulrike bekam noch in der Ausbildung ihr erstes Kind. Sie war angehende Internistin und wohnte mit ihrem Mann, einem schon etwas älteren Universitätsprofessor, in einem hübschen kleinen Haus am Stadtrand. Im Gegensatz zu meiner noch studentisch geprägten Lebensweise tranken sie ihren Wein nicht in der Kneipe, sondern zu Hause, auf einem Ledersofa sitzend, aus geschliffenen Riedel-Gläsern, die sie zur Hochzeit bekommen hatten. Die Vormittage nach ihren Nachtdiensten verbrachte Ulrike nicht auf Flohmärkten oder mit Schlafmaske im Bett. Sie machte sich lieber einen starken Espresso in ihrem echt italienisch zischenden Kaffee-Automaten und beschnitt dann im Garten die Rosen oder jätete Unkraut.

Als die Wehen einsetzten, ging sie auch erst mal in den

Garten. Sie wusste von mir, dass man als sogenannte Erstgebärende einen durchschnittlichen Geburtsfortschritt von
einem Zentimeter pro Stunde zu erwarten hatte. Das bedeutet eine Mindestentbindungszeit von 12 Stunden. Also
sammelte sie in aller Ruhe das Fallobst unter ihren Apfel-
bäumen ein. Als die Wehen stärker wurden, ging sie automatisch in die Hocke, wartete, bis der Schmerz vorüber
war, richtete sich auf und sammelte weiter. Dabei sah sie
immer wieder auf die Uhr. Als die Wehen schon nach drei
Stunden Gartenarbeit alle zwei Minuten kamen, rief sie
Taxi und Mann und schaffte es gerade noch rechtzeitig zu
den Presswehen in die Klinik. Anscheinend war ihr Sohn
ungeduldiger Natur und ließ sich nicht annähernd so viel
Zeit wie das durchschnittliche Neugeborene. Er liebte offensichtlich das rasante Tempo. Ein Michael Schuhmacher des
Geburtskanals.

Dass Kinder schnell auf die Welt flutschen, ist eher bei
der zweiten Entbindung zu erwarten. Es kam mir immer
wie ein Geschenk an die Mutter vor, dass die zweite Geburt flotter vonstatten geht als die erste. Eine Art Beloh-
nung für diejenige, die sich überhaupt noch zu einer weiteren Runde durchgerungen hatte. Mit ihren vorgedehnten
Schleimhäuten sind Zweitgebärende gern gesehene Gäste
in jedem Kreißsaal. Nach der Devise »kurz, aber heftig«
spielt sich die Geburt zumeist unter starken Wehen innerhalb weniger Stunden ab. Vor allem wenn die Fruchtblase
geplatzt ist, gibt es kein Halten mehr.

Dieser Umstand ist wahrscheinlich verantwortlich für
die auch in der Literatur gern beschriebene Sturzgeburt. An
Dramatik und Metaphorik kaum zu übertreffen, gibt der

Ort der Entbindung in zahlreichen Romanen oft schon erste Hinweise auf das spätere Leben einer Figur. In einem meiner Lieblingsbücher, Patrick Süßkinds Roman »Das Parfüm«, wird Grenouille, der Frauenmörder, auf dem Fischmarkt unter einem Schlachttisch zwischen stinkenden toten Fischen geboren. Später dann verarbeitet er Frauenleichen zu betörenden Düften.

Eva Menasse beschreibt in ihrem Familienroman »Vienna«, wie ihr Vater beinahe unter einem grün bespannten Bridgetisch in die jüdische Bourgoisie hineingeboren wurde. Solcherart geprägt, wird ihm die handfeste Ausbildung zum KFZ-Mechaniker von den Eltern verwehrt. Das ehemalige Flüchtlingskind bestreitet dann später seinen Lebensunterhalt als Fußballspieler *auf* dem Grün.

Im richtigen Leben kommt dem Ort der Entbindung sicherlich eine weniger prophetische Aussage zu. Die in Bus oder Bahn Geborenen werden nicht alle Schaffner, obwohl die Transportgesellschaften meist lebenslange Freifahrten an sie verschenken. Auch die Flugzeugbabys ergreifen nicht alle den Beruf der Pilotin oder des Kabinen-Stewards. Was meine Freundin Gabi wirklich erleichtert haben dürfte.

Gabi ist eine Frauenärztin, die ich weder im Krankenhaus noch in der Praxis kennenlernte. Ich traf sie auf dem Spielplatz. Sie ist eine große, kräftig gebaute Frau mit der Seele einer italienischen Mama und der Pragmatik einer Landwirtin. Als sie ihren Sohn mit einem resoluten Griff zu meinem in die Nestschaukel setzte, kamen wir ins Gespräch. Es drehte sich, wie so häufig in unserer Berufsgruppe, schnell um intime oder blutige Details. Und natürlich um die eigenen Entbindungen.

Auch sie wollte nicht zu früh in der Klinik sein, als sie

ihre Kinder bekam. Wollte nicht Stunden am Wehenschreiber verbringen und dort hilflos warten wie ein gestrandeter Wal. Bei ihrem Erstgeborenen klappte das noch ganz gut. Sie wanderte nachts im Wohnzimmer herum, bis ihr Gatte davon erwachte, sie ins Krankenhaus karrte und sie dort umstandslos niederkam. Beim nächsten Mal verfuhr Gabi wieder nach diesem Schema, doch sie hatte die Power des Zweitkindes unterschätzt. Als ihr Mann aufstand, konnte sie sich kaum noch auf den Beinen halten. Sie setzte sich tapfer ins Auto und hechelte gegen den Pressdrang an, bis sie auf dem Klinikgelände eintrafen.

»Halt an, halt an!«, schrie sie, sobald sie auf dem Parkplatz waren.

Ihr Mann sprang panisch aus dem Auto, um ihr beim Aussteigen zu helfen.

»Ich kann nicht aufstehen. Das Kind! Es kommt!«

Ihr Mann stand wie vom Donner gerührt vor ihr. Nur die offene Autotür verhinderte, dass er umkippte.

»Hilfe! Ich brauche hier Hilfe!«, rief er und sah unschlüssig in Richtung Krankenhausportal.

»Zieh mir die Jeans aus!«, brüllte Gabi ihn an. »Hörst du? Zieh sie aus. Ich kann das Köpfchen schon spüren!«

Während ihr Mann ihre Hose herunterzerrte, befiel Gabi, wie sie mir später gestand, die Angst, ihr Kind könne in ihrer Kleidung stecken bleiben und ersticken. Sie fürchtete weder den Dammriss dieser unkontrollierten Geburt noch andere, sie selbst betreffende Blessuren. Doch das Szenario eines feststeckenden Babys, das sich die Nabelschnur abklemmt, ist der Horror einer jeden Geburtshelferin. Auch und vor allem, wenn sie selbst Wehen hat.

»Schneller, schneller!«, feuerte sie ihren Mann an und

wand sich auf dem Autositz. Sie lag dort völlig verquer, ihre Beine hingen auf dem Asphalt.

Als sie endlich untenrum nackt war, guckte das Baby tatsächlich schon wie ein freundlicher Kartenverkäufer aus seiner Luke heraus.

»Fang es auf!«, keuchte sie während der letzten Wehe, mit der sie ihren Sohn aus ihrem Schoß in den des frisch gebackenen Papis katapultierte. In diesem Moment waren die Transporter und Hebammen zur Stelle und nabelten das Parkplatzkind ab. Sie hievten Gabi auf eine Trage und fuhren sie mit ratternden Rädern in den Kreißsaal, um dort die Nachgeburt abzuwarten. Denn als Geburtsort gilt nicht der, an dem das Kind geschlüpft ist, sondern jener, an dem die Nachgeburt herauskommt. Somit hatten die Klinik-Hebammen ohne viel Aufwand eine Geburt mehr in ihrer Statistik.

Gabi war viel zu realistisch, um sich wegen des literarischen Vorhersagewertes eines Parkplatzes für das zukünftige Schicksal ihres Sprösslings Sorgen zu machen. Sie zog es nicht einmal in Erwägung, dass diese Geburt ihm ein Dasein als Parkplatzwächter oder Gebrauchtwagenverkäufer vorherbestimme. Was das betraf, war sie Optimistin. Sie war sich sicher, in die Augen eines zukünftigen Arztes, Bankers oder Anwalts zu blicken, während sie seinen Hintern puderte und in eine frische Windel packte. Sie war eben sehr ehrgeizig. Vielleicht hatte sie auch einfach nur zu wenig gelesen.

Meine männlichen Kollegen haben natürlich auch so ihre Ängste, wenn sie Väter werden. Nur würden sie das niemals zugeben. Von ihnen wird, so meinen sie wahrscheinlich,

perfektes Geburtsmanagement erwartet, da sie ja nicht körperlich von der Entbindung betroffen sind.

Ich muss da immer an meinen Kollegen Thorsten denken. Er kam aus dem Osten und war ein kastenförmiger
Kerl mit preußischem Haarschnitt und einem energischen
Zug um den Mund. Ich würde nicht sagen, dass er unchar-
mant war, aber seine Stärke lag eindeutig im organisatori-
schen und nicht so sehr im zwischenmenschlichen Bereich.
In seinen Patientinnenbefragungen drang er sachlich, aber
unerbittlich zum Kern des Problems vor und sparte nicht
an technischen Erläuterungen des Eingriffs und seiner
Nebenwirkungen. Dafür aber an tröstenden Worten oder
freundlichem Optimismus. Ich schätze, er hielt es schlicht
für Zeitverschwendung, oberflächliche Floskeln und aufmunternde Worte in diese Gespräche mit einzuflechten.
Manche Patientinnen erschreckte das. Andere sahen deshalb eine außergewöhnliche Koryphäe in ihm. Ich war
ebenfalls der Meinung, dass er bei all seiner Korrektheit
und seinem sachlichen Know-how das Zeug zum Chefarzt
hatte. Es würde mich nicht wundern, wenn er heute seine
eigene kleine Privatklinik betreiben würde.

Als seine Frau mit dem ersten Kind schwanger ging,
planten sie in der vierundzwanzigsten Schwangerschaftswoche noch eine Reise zu zweit auf die Kanarischen
Inseln. Ein letztes romantisches Tête-à-Tête zwischen Vul-
kankratern und kilometerlangem Sandstrand. Lecker essen, lange schlafen und in den Tag hineinleben, ohne sich
an den Bedürfnissen eines Säuglings orientieren zu müssen, das war ihr Plan. Es sollte alles ganz entspannt und
lässig sein.

Aber Thorsten war alles andere als entspannt.

»Was machst du denn da?«, fragte ich ihn, als er im Arztzimmer über einem Umzugskarton schnaufte.

»Ich packe.«

»Wieso? Hast du gekündigt? Ziehst du in ein anderes Zimmer oder was?«

»Ich packe für die Reise.«

Ich sah, wie er mehrere durchsichtige Beutel Infusionslösung in die Kiste legte sowie Nadeln in verschiedener Stärke, Punktionskanülen, Pflaster, Mullbinden.

»Es sieht aus, als ginge eure Reise in ein Kriegsgebiet und nicht nach Fuerteventura.«

»Man muss für alle Eventualitäten gerüstet sein«, dozierte Thorsten. »Wenn kurz nach dem Start die Fruchtblase vorzeitig platzt, habe ich die Infusion mit dem Wehenhemmer dabei. Zusätzlich die Spritzen für die Lungenreifung und diverse Breitbandantibiotika zur Verhinderung einer Infektion. Wenn das alles nicht hilft, die Geburt aufzuhalten, muss ich das Kind so schonend wie möglich entbinden. Allerdings«, er hievte eine Packung mit OP-Abdeckungen in die Kiste, »kann ich auch einen Notkaiserschnitt an Bord nicht ausschließen.«

»Thorsten, der Flug dauert nur fünf Stunden.«

»In fünf Stunden kann eine Menge passieren. Und wo willst du dann über den Wolken ein wirksames Anästhetikum herkriegen?« Er warf mehrere Ampullen mit einer milchigen Flüssigkeit dazu. »Die Herren der Lüfte haben in ihrem Notfallkoffer bestimmt kein Propofol.«

Er grinste schief wie ein Lausbub, der bei einem Streich ertappt worden ist, packte aber weiter seine Utensilien ein. Ich sah eine ganze OP-Einrichtung dort verschwinden: Vom Einmalskalpell bis hin zur Säuglings-Beatmungsmaske wanderte alles in die Kiste. Sie schien die wundersame Aufnahmekapazität von Mary Poppins' Reisetasche zu besitzen.

Ich stellte mir vor, wie Thorsten im Notfall einen der Stewards anweisen würde, den Infusionsständer zu spielen. Die Stewardess mit dem intelligentesten Blick dürfte ihm assistieren. Er würde zwei Paar Handschuhe übereinander anziehen, um seinem Kind in die Welt zu helfen, und natürlich durfte auch die goldene Isolierfolie nicht fehlen, mit der die Frühchen vor Auskühlung geschützt werden sollen. Hätte es irgendwo im Krankenhaus einen tragbaren Inkubator gegeben, ich bin sicher, Thorsten hätte sich auch diesen geliehen. Da dies nicht der Fall war, würde er im Fall des Falles wohl den Aufwärmofen für die Bord-Mahlzeiten in einen Inkubator umfunktionieren müssen. Das Handbuch für die Notfallversorgung eines Frühgeborenen trug er jedenfalls seit Wochen schon in seiner Kitteltasche mit sich herum. Ich war mir sicher, er konnte die optimale Inkubatortemperatur, die genaue Dosierung der Lungenreifungsprophylaxe, die Einstellung des Sauerstoffbeatmungsdrucks wie auch die Tropfenzahl der Antibiotikaprophylaxe auswendig und schneller aufsagen als unsere Kollegen aus der Neonatologie.

Wie auch immer, sein Tatendrang zeigte Wirkung. Er half nicht nur, Thorstens Ängste zu kanalisieren, zu rationalisieren und damit zu entkräften. Er funktionierte wie der Regenschirm-Trick: Hat man einen dabei, dann regnet es natürlich nicht.

Auf diese Art und Weise brachte Thorsten seine schwangere Frau auf die Kanaren und wieder zurück, ohne auch nur eine einzige Maßnahme ergreifen zu müssen. Wie oft er aber den mobilen Herztonschreiber zückte und gegen den weichen Sechs-Monate-Bauch seiner Gattin drückte, hat er mir nicht verraten. Die nachhaltige Wirkung seiner Vorsorgemaßnahmen ist indes urkundlich belegt: Seine Tochter wurde eine ganze Woche *nach* dem errechneten Termin geboren.

EINE GANZ UNSCHÖNE SACHE

Als Frauenärztin hat man aber nicht nur mit den Bäuchen von Schwangeren zu tun. Ein Großteil der Patientinnen ist alles andere als guter Hoffnung. Sie sind krank. Manchmal sogar ziemlich krank. Frauen mit Krebs zum Beispiel.

Die Bezeichnung »Krebs« für bösartige Erkrankungen wird bereits seit über zweitausend Jahren verwendet. Der antike Arzt Hippokrates, der im 5. Jahrhundert v. Chr. auf Kos lebte, fand, dass die Geschwüre, die er hin und wieder in den Brüsten von Frauen fand, in ihrer Form und auch durch ihre knotigen Verhärtungen diesem Krustentier sehr ähnelten. Der Denker Aristoteles und später der Heiler Galen aus Pergamon schlossen sich seiner Ansicht an. Ich selbst finde auch, dass dieses hart gepanzerte Wesen mit seinen alienartig an der Seite sitzenden Augen, das nicht im Stande ist geradeaus zu laufen, eine passende Metapher für diese hinterhältige Erkrankung ist.

Krebs ist wirklich eine ganz unschöne Sache. Natürlich für die Patientinnen, die Schmerz und Angst durchleben. Aber nicht nur für sie, sondern auch für uns Ärzte. Stellen wir eine Krebsdiagnose, kriegen auch wir die Panik. Wir verfallen in einen alles betäubenden Aktionismus, schneiden Tumore heraus, fräsen sie weg, verschmoren oder vereisen seine Metastasen, bestrahlen ausgedehnte Körperoberflächen und impfen unsere Patientinnen mit giftigen Substanzen, nur um am Ende irgendwie doch zu versagen. Zusehen zu müssen, wie alle Rettungsbemühungen umsonst sind und eine Patientin den Folgen ihrer Krebserkrankung erliegt, ist zwar nicht tödlich für den Arzt, aber auf die Dauer für sein Ego.

Ich habe ich mich am Anfang richtiggehend vor den Krebspatientinnen gefürchtet. Das lag vor allem an ihren schlechten Venen.

Wie auch im Kreißsaal besteht eine der Hauptaufgaben einer jungen Stationsärztin darin, den frisch angekommenen Patientinnen Blut abzunehmen und, wenn sie wegen einer Operation oder einer stationären Chemotherapie eingewiesen worden sind, auch gleich die Dauerkanüle zu legen. Dieses kleine Plastikröhrchen in die Ader einer bereits mehrfach mit Chemotherapie traktierten Frau zu schieben ist manchmal so, wie das biblische Kamel durchs Nadelöhr zu fädeln. Die Venen sind durch den Giftcocktail häufig verkümmert oder einfach sehr empfindlich. Wenn man da nur mit der Nadelspitze anstößt, platzt schon das Blutgefäß. Ein hässlicher blauer Fleck und wachsender Missmut bei der Patientin sind die unvermeidlichen Folgen. Ich fürchtete den Zorn meiner Patientinnen fast noch mehr als den der OP-Schwestern. Manche fingen auf der Stelle an zu schimpfen, wenn die Kanüle beim ersten Versuch nicht sofort an Ort und Stelle saß: »Sind Sie überhaupt schon Ärztin? Ich bin doch kein Versuchskaninchen!«

Andere stöhnten unterdrückt auf, und wieder andere jammerten laut und vorwurfsvoll: »Aua! Au! Au!«

Natürlich konnte ich mich bei dieser Art anklagender Hintergrundgeräusche nicht richtig konzentrieren. Ich fühlte mich zu Unrecht in die Rolle des Folterknechts gedrängt, wo ich doch eigentlich nur helfen wollte. Es gipfelte häufig darin, dass mir der Schweiß ausbrach und meine Hände zu zittern begannen. So kam es durchaus vor, dass ich dreimal zustechen musste, bis ich endlich die Kanüle sicher in den Adern einer Krebspatientin versenkt hatte. Ich fühlte mich wie bei einem Spießrutenlauf, wenn ich unter ihren Argusaugen wieder und wieder versagte und neu ansetzen musste. Aber ich stand es durch, jedes Mal aufs Neue, denn ich trug eine große Verantwortung. Die Kanülen müssen sicher in den Venen liegen, damit nicht der geringste Tropfen der Chemotherapiesubstanz danebenläuft. Sickert sie in das umliegende Gewebe hinein und läuft nicht glatt und in geregelten Bahnen durch den Körper, kann es an Ort und Stelle zu verheerenden Zellschäden kommen: Dicke Hulk-Pranken oder eine ausgeprägte Rothaut deuten als Erstes darauf hin, dass die Infusion mit dem Medikamentencocktail ordentlich danebenging. Werden diese Hinweise übersehen, können Hautzellen, Fettzellen und sogar Muskelzellen absterben, was schon zu offenen Geschwüren oder – ich hatte schaudernd davon gehört – zur Amputation eines ganzen Armes geführt hatte. Damit mir, oder vielmehr meinen Patientinnen, solche Unbill erspart blieb, nahm ich ihr Jammern mehr oder weniger stoisch in Kauf und biss die Zähne zusammen, bis ich endlich Erfolg hatte. Ich schätze, keine der Frauen war sich darüber im Klaren, wie gefährlich diese Prozedur letztendlich war, sonst hätten sie den Atem angehalten und mir, nachdem ich die Kanüle mit einem letzten Pflaster gesichert hatte, gedankt. Aber nein, die eine oder andere beschimpfte mich lieber.

Es gab aber auch Damen, die diese unangenehme und langwierige Prozedur des Kanülenlegens für sich zu nutzen wussten. Während ich mir einen Stuhl an ihr Bett stellte und mich darauf niederließ, um eine ruhigere Hand zu haben, lehnten sie sich im Bett zurück und zogen eine lange Liste mit Fragen hervor. Denn hier war er, der Moment, in dem eine Ärztin ganz ihnen gehörte. Die meisten stellten so informiert und selbstbewusst ihre Fragen, wie ich es mir heute von meinen Patientinnen immer wünsche und wozu ich sie stets ermutige. Damals aber erschienen mir diese Frauen als persönliche Bedrohung. Sie wollten Antworten hören, und häufig hatte ich die nicht parat. Meist erkannte ich es schon an ihrem zupackenden Blick, ob ich wieder einmal in die Fänge einer Unerbittlichen geraten war. Während ich dann mit der Nadel in ihrer Armbeuge herumstocherte und mich zu konzentrieren versuchte, mich also verbal nicht wehren konnte, nicht ablenken oder den Raum unter einem Vorwand verlassen konnte, trugen sie ihre Fragen vor, und das meist in ganz harmloser Tante-Emma-Manier.

»Wissen Sie, ich verstehe ja nichts davon, aber was halten Sie denn von der These, dass Aprikosenkerne gegen Brustkrebs helfen?«

»Ich habe ja keine Ahnung, aber eine Bekannte von mir ist in so einer Studie drin. Was machen die da eigentlich?«

Am meisten fürchtete ich aber die Frage:

»Frau Doktor, das ist jetzt meine letzte Chemotherapie. Werde ich danach gesund sein?«

Solche Fragen sind sehr schwer und meist nur vage zu beantworten, wenn man nicht die Gefühle der Patientin verletzen will. Vor allem aber braucht man Zeit, um die

Sachverhalte verständlich darzustellen, egal ob es um die in Aprikosenkernen enthaltene, giftige Blausäure geht, um die mannigfach verschiedenen Studiendesigns oder die monatsgenaue individuelle Überlebensprognose. Ich eierte also herum, wenn sie versuchten, mich in ein Gespräch zu verwickeln. Manchmal stellte ich mich dumm, manchmal gab ich im Brustton der Überzeugung frisch angelesenes Wissen zum Besten. Was aber auch nach hinten losgehen konnte. Denn Menschen mit Krebs sind hochsensibel. Sie hören manchmal Dinge aus den Antworten heraus oder interpretieren sie hinein, die man so gar nicht gesagt und erst recht nicht so gemeint hat. Gut organisierte Stationsärzte drücken sich deshalb gern um solche Gespräche herum und schicken die Jungärzte oder auch die Medizinstudenten in den Ring. Aber wer hat in diesem Stadium seiner Ausbildung eine Ahnung von Aprikosenkernen? Man hat schon genug damit zu tun, die Therapien der Schulmedizin alle auf die Reihe zu kriegen.

Chefarzt Junghans aber, dem machte das alles gar nichts aus. Jede Krebspatientin schien er als eine neue Herausforderung zu sehen. Wie ein Glücksspieler warf er immer wieder aufs Neue und wunderbar optimistisch all seine Chips auf den Tisch. Verlor er die eine, fing er mit der nächsten Patientin eine neue Runde an. Neues Spiel, neues Glück.

Vor allem die Brustkrebspatientinnen schienen ihn zu inspirieren. Trug eine Frau ihre erkrankte Brust zu ihm ins Sprechzimmer, überschlug er sich geradezu mit seinen Vorschlägen, wie er ihrer Krankheit Herr werden würde. Er tänzelte dickbäuchig, aber leichtfüßig um sie herum und nahm mit Augen und Händen Maß. Dann breitete er sämtliche operativen Möglichkeiten vor der überrumpelten Frau aus und ließ sie wählen.

»Wollen Sie eine Teilamputation oder doch lieber eine vollständige Abnahme der Brust?«

Die Patientin sah ihn meist mit einer Mischung aus Angst, Ekel und Bewunderung an. »Empfehlen könnte ich Ihnen aber auch die Schwenklappenplastik«, fuhr mein Chef dann unbeirrt fort und fuchtelte mit den Händen in der Luft herum wie ein Zauberer.

»Dabei wird ein Rückenmuskel von hinten nach vorne geklappt, um die fehlende Rundung im Dekolletee zu ersetzen.«

Er lächelte dazu, als sei ihm ein wirklicher Überraschungs-coup gelungen. Die wenigsten Damen entschieden sich aber für solcherart Patchwork-Busen. Dann lieber doch die künstliche Brust, meinten viele, und mein Chef suggerierte ihnen, sie würden es nicht bereuen. Sie hätten quasi Glück im Unglück und bekämen auf diese Weise das, was viele Frauen sich wünschten, aber nur wenige sich leisten könn-ten: einen neuen Traumbusen. Brustvergrößerung auf Kran-kenkassenkosten, war das etwa nichts? Die verschiedenen Größen der weich wabbelnden Brustprothesen in den Hän-den haltend – »Derf's a bisserl mehr sein?«, erkundigte sich mein Chef meist augenzwinkernd –, vergaßen die meisten seiner Patientinnen beinahe, dass sie eigentlich an einer lebensbedrohlichen Krankheit litten. Er war schon ein Charmeur, der Chefarzt.

Frau Klein war, wie ihr Name schon sagte, eine zierliche Frau. Sie hatte große Augen und ganz besonders viel Angst. Dabei fürchtete sie nicht so sehr den Krebs, sondern am meisten fürchtete sie, dass ihr Mann sie verlassen könnte. Sie war gerade vierzig geworden und verwandte sehr viel Aufmerksamkeit auf ihr Äußeres: teure Garderobe, gepflegter Friseurschnitt, gefeilte Fingernägel, großer Kosmetikkoffer, so zog sie in eines der Privatzimmer auf meiner Station ein. Ich weiß natürlich nicht, was wirklich zwischen ihr und ihrem Ehemann vorgefallen war, aber meine Phantasie begann zu arbeiten, und ich dachte mir, dass sie wohl gerade sein Verhältnis mit seiner Sekretärin, einer anderen Angestellten oder ihrer besten Freundin entdeckt hatte. Dass sie ihn dazu gebracht hatte, es zu beenden und bei ihr zu bleiben, und dass diese Krankheit sie nun im Kampf um den Göttergatten meilenweit zurückwarf. Sie konnte es sich einfach nicht leisten, krank zu sein, und schon gar nicht, eine ihrer Brüste zu verlieren. Blanke Panik stand in ihrem Blick.

Mein Chef lief angesichts ihrer Qualen zu wahrer Größe auf.

»Keine Sorge, das kriegen wir schon hin.«

Er schnippelte ihr in einer stundenlangen Operation nicht nur den riesigen Tumor und sämtliche Lymphknoten der Achselhöhle heraus und ersetzte die klaffende Lücke durch ein D-Körbchen-Implantat. Er wandte sich auch der gesunden Seite zu, machte einen langen Schnitt in der Unterbrustfalte und schob ein kleineres B-Implantat hinein, um die Größe harmonisch anzupassen. Ich war bei der Prozedur nicht dabei, ich sah später nur das Ergebnis, als Frau Klein tadellos geschminkt auf die Chefarzt-Visite wartete. Sie knöpfte ihre gut gebügelte Bluse auf und führte ihm seine Kunstwerke vor, die sie in einem wunderhübsch bestickten BH verwahrte: Die künstlichen Brüste waren fest, bleich und spitz. Ohne BH sah es so aus, als trüge Frau Klein eine breitbasige Form von Zuckerhüten auf der Brust, wie man sie für eine Feuerzangenbowle über der Flamme schmilzt. Aber ihre Zuckerhüte würden niemals schmelzen. Sie waren hart und starr und machten den Eindruck, als täten sie ziemlich weh. Kleine schwarze Fäden standen entlang der Nähte ab wie Stacheln, und in ihrer Achselhöhle schillerte ein beachtlicher blauer Fleck.

Professor Junghans zeigte sich äußerst zufrieden.

»Sehr schön, sehr schön!«, lobte er sich selbst und drückte eine der Brüste zwischen Daumen und vier Fingern, als betätige er eine Ballonhupe. Frau Klein lächelte tapfer, aber schmerzverzerrt.

Ich persönlich fand ihre neuen Brüste einfach grässlich. Aber das hätte ich niemals zugegeben. Erstens bin ich nicht Werner Mang, der Schönheitschirurgie-Guru, und zweitens bin ich nicht ganz so dämlich, wie es scheint. Ich hätte niemals meinen Chefarzt kritisiert und damit riskiert, wochen-, wenn nicht monatelang aus dem OP verbannt zu werden. Damit wäre ich Gefahr gelaufen, nicht rechtzeitig meinen Operationskatalog vollzukriegen. Auch die besorgten Blicke von Frau Klein konnten daran nichts ändern. Ihre Nachfragen, ihr Heischen um Bestätigung zeigten mir, dass auch sie Zweifel an der Perfektion ihres neuen Busens hatte.

»Muss das denn so aussehen?«, erkundigte sie sich bei mir, ihre großen Rehaugen weit aufgerissen, als sehe sie hinter mir ein riesiges Monster. Das Monster der Wahrheit.

»Ja«, sagte ich und nickte heftig mit dem Kopf, um ihrem Blick auszuweichen. »Nach einer Operation ist das

Gewebe meist stark geschwollen. Es dauert manchmal Wochen, bis die Schwellung abklingt und sich die Narben entspannen.«

Das war zwar grundsätzlich richtig, aber ich konnte mir beim besten Willen nicht vorstellen, dass aus diesem Schlachtfeld jemals ein Hollywood-tauglicher Traumbusen werden würde. »Das sieht bestimmt bald viel besser aus.«

Ich glaubte selbst nicht eine Silbe dessen, was ich da verzapfte. Ich log sie gnadenlos an, um sie zu schonen. Als ich aufsah, erkannte ich, dass sich das Monster zurückgezogen hatte, dass es sich nicht länger in ihrer Pupille spiegelte und ihre Panik verflogen war.

Ein paar Monate später tauchte sie zu einer Nachuntersuchung wieder im Krankenhaus auf. Auf hohen Hacken, die sie mindestens zehn Zentimeter größer machten, stolzierte sie ins Sprechzimmer, ließ die Bluse fallen und verkündete, dass ihr Mann sie trotz der neuen Brüste verlassen habe. Der Chefarzt ging um die halbnackte Frau herum und begutachtete sein Werk. Die Narben, die sich wie der umgekehrte Buchstabe T von den Brustwarzen aus nach unten an ihren Busen schmiegten, waren zu hellrosa Lametta verblasst. Da die nackte Brustform noch immer der eines Tüten-BHs der Fünfziger- oder Sechzigerjahre glich, konnte ich mir den Gedanken nicht verkneifen, mein Chef sei auf die Brüste seiner Kindheit fixiert. Zufrieden kraulte er seinen roten Bart und sah Frau Klein kopfschüttelnd an.

»Es tut mir leid, dass Ihr Mann Sie verlassen hat. Aber an meinen Brüsten kann das wirklich nicht liegen«, meinte er. »Die sind perfekt.«

Frau Klein brach daraufhin in Tränen aus.

»Machen Sie sich keine Sorgen«, tröstete der Chefarzt

sie. »So gut ausstaffiert finden Sie bestimmt bald wieder einen Mann.«

Leider bestätigte sich nicht, dass es noch andere Liebhaber dieser Retro-Brüste gab. Denn sechs Monate später war die Patientin tot.

Das war natürlich sehr traurig, aber glücklicherweise verlaufen die meisten Brustkrebserkrankungen nicht so dramatisch. Brustkrebs wird heutzutage oft früh genug erkannt, sodass ein langes Leben oder sogar Heilung möglich ist. Zur Standarddiagnostik vor einer Brustkrebsoperation gehört unter anderem die Beurteilung des Lymphknotenbefalls. Der Radiologe spritzt ein radioaktives Mittel in den Tumor und beobachtet mithilfe einer Gammakamera, wie dieses Mittel durch die Lymphbahnen zu dem ersten zuständigen Lymphknoten wandert. Dieser wird dann operativ entfernt und auf einen Befall untersucht. Ist er unauffällig, kann den Patientinnen ein größerer Eingriff erspart werden.

Frau Kruse, eine Patientin, die ich regelmäßig zur Chemotherapie aufnehmen musste, weil ihre Blutwerte jedes Mal in den Keller gingen, berichtete mir von einer lustigen Situation im Zusammenhang mit dieser Untersuchung. Sie saß mit zwei anderen Frauen im Wartezimmer der Radiologie, nachdem sie das Kontrastmittel in ihren Tumor gespritzt bekommen hatten. Nun waren sie angewiesen worden, ihre Brüste zu massieren, um das Mittel in den Lymphbahnen voranzutreiben. Da saßen sie nun wie die drei Grazien und kneteten gedankenverloren ihre Brüste. Die eine massierte vor allem ihre Brustwarzen, die andere strich sich immer wieder mit beiden Händen von vorne nach hinten. Plötzlich hielt sie mit vorgereckter Brust in ihrer Bewegung inne. Eine verschleierte Muslimin war ins Wartezimmer gekommen. Der sie begleitende Ehemann starrte die drei Patientinnen unverhohlen an. Als sie seinen Gesichtsausdruck wahrnahm, wurde Frau Kruse sich plötzlich klar darüber, was für ein merkwürdiges Bild sie wohl abgeben mussten: drei Frauen, die nebeneinander im Wartezimmer saßen und sich in aller Öffentlichkeit ihre Brüste rieben. Sie konnte sich das Lachen kaum verkneifen. Bis heute ruft diese Erinnerung bei ihr eine schmunzelnde Erheiterung hervor.

Dabei hatte auch sie es nicht leicht. Nachdem ihre linke Brust nach der Operation um etwa die Hälfte geschrumpft war und sich herausgestellt hatte, dass ihre Lymphknoten befallen waren, benötigte sie auch noch diese wirklich heftige Chemotherapie.

Eines Abends um neun, die Chemo war vorbei und draußen war es bereits stockfinster, hieb ich kurz mit den Fingerknöcheln an die Tür und trat beschwingt ein. Eine Kontrolle ihrer weißen Blutkörperchen war mal wieder fällig.

»Ist Frau Kruse gar nicht im Zimmer?«, fragte ich mit Blick auf das mittlere Bett, auf dem sich nur die Decke türmte.

»Frau Kruse! Komm noch mal raus!«, krähte die Patientin an der Tür, die ein buntes Strickmützchen auf dem Kopf trug. Offensichtlich hatte *ihr* die Chemo nicht das Geringste ausgemacht, so gut, wie sie gelaunt war.

Der Bettenberg bewegte sich. Frau Kruse tauchte darunter auf, setzte sich auf und strich sich die wenigen Haare, die ihr wie Flaum um den Schädel hingen, beschämt glatt.

»Haben Sie schon geschlafen?«, fragte ich. »Mit dem Kopf unter der Decke?«

»Na ja«, sie wurde rot. »Ich hab'nen Kater ...«

Ich sah sie strafend an.

»Sie haben doch vor der Chemo keinen Alkohol ...?«

»Nein, nein. Ein echter Kater. Zu Hause. Er heißt Peppone. Seit ich keine Haare mehr auf dem Kopf habe, legt er sich nachts im Bett immer um meinen Kopf herum. So als würde er spüren, wie schweinekalt es ohne Haare ist. Doch seit Neuestem hat er angefangen, mir den Kopf zu lecken. Fürsorglich, ja, aber irgendwie dann doch eklig. Und es ziept.«

»Ich hätte nichts dagegen, mich von 'nem Kater lecken zu lassen«, sagte die mit der Strickmütze.

»Am Kopf?«

»Was denkst denn du?«

Sie brach in schallendes Gelächter aus.

»Also jetzt mal im Ernst«, erklärte Frau Kruse errötend, während ich mich ihren Venen näherte, »ich habe mir eben angewöhnt, mit der Decke über dem Kopf zu schlafen. Das hält den Kater ab und ist außerdem schön warm.«

»Ich hätte mich auch schon längst erkältet ohne die Mütze. Hat mein Enkel mir gestrickt«, sagte die Stimmungskanone an der Tür.

»Dein Enkel*sohn?* Gestrickt?«

»Er geht auf die Waldorfschule.«

»Ach so«, sagte Frau Kruse.

Ich legte ihr den Stauschlauch um den Oberarm und zog ihn fest.

»Ich hätte auch gern so eine«, sagte sie dann. »Oder deine.«

Sie wandte sich an ihre schweigsame Bettnachbarin auf der anderen Seite. Sie war noch ziemlich jung und von bleichsüchtiger Eleganz. Ihr aristokratisches Aussehen wurde allerdings nicht unerheblich durch die rote Zipfelmütze beeinträchtigt, die sie auf dem Kopf trug und deren Spitze vorwitzig über ihrem linken Ohr wippte.

»Meine Tochter Rebecca ist an ihre Verkleidungskiste gegangen, als mir die Haare ausfielen und ich mich beklagt habe, dass der Knoten vom Kopftuch nachts drückt. Sie holte ihr geliebtes Zwergenkostüm heraus und verkündete stolz, das hier sei jetzt meine Schlafmütze. Wie beim Onkel Fritz mit der Zipfelmütz'. Max und Moritz, Sie wissen schon.«

Die Spitzmütz-Aristokratin lächelte mir schwach zu. Es war ihr anzusehen, dass ihr noch immer speiübel war. »Das hat man nun davon, dass man mit seinen Kindern die Klassiker liest.«

Ich stöpselte die Blutröhrchen ab, löste den Stauschlauch und drückte Frau Kruse einen Tupfer auf die Haut.

»Aber hier sieht dich deine Tochter doch gar nicht. Warum setzt du die Mütze nicht einfach ab, wenn sie dir nicht gefällt?«, fragte sie, während sie fest auf die Einstichstelle drückte, um den blauen Fleck, den diese Blutabnahme unweigerlich bei ihr hinterlassen würde, so klein wie möglich zu halten.

»Sie ist elastisch, nicht zu warm und nicht zu kalt und wirklich viel bequemer als mein Kopftuch«, erklärte die Zwergenmutti, nahm die Zipfelmütze vom Kopf und drehte sie liebevoll in den Händen. Dann legte sie ihre Wange daran und schloss kurz die Augen.

»Vor allem aber riecht sie nach Becci«, sagte sie leise.

Am nächsten Morgen verstreuten sie sich in alle Himmelsrichtungen. Hin und wieder traf ich eine von ihnen in der Nachsorge-Sprechstunde.

Alle drei haben es überstanden.

Frau Kruse hat jetzt wieder genug Haare, sodass ihr Kater das Lecken aufgegeben hat. Die kleine Becci ist ein frecher Teenager und von ihrer Mutter häufig genervt. Und auch die Waldorf-Oma kriegt regelmäßig ihren handarbeitsfreudigen Enkel zu Gesicht.

Eine andere Patientin, die ich niemals vergessen werde, ist eine Frau mit Eierstockkrebs. Sie war groß, hatte kurzes, braunes Haar, das wie ein Helm auf ihrem Kopf saß, und kam ursprünglich aus Polen. Ich habe mir ihren Namen nicht merken können, doch ich nenne sie einfach mal Frau Odwaga. Das ist das polnische Wort für Tapferkeit.

Sie kam eines Tages auf ihren säulenartigen Beinen auf meine Station spaziert, in der Hand die Einweisung ihres Gynäkologen. Sie trug einen riesigen, runden Bauch vor sich her, der so prall war, als sei sie im letzten Monat schwanger. Die Schwestern wollten sie gleich auf die Entbindungsstation schicken, bedeuteten ihr, sie habe sich verlaufen, dort müsse sie hin, eine Tür weiter. Doch sie irrten sich. In diesem Bauch bereitete sich kein Säugling auf seinen großen Auftritt vor. Kein neues Leben wartete darauf, das der anderen plärrend und glucksend durcheinanderzuwirbeln. Nein, in den Eingeweiden der Frau Odwaga lauerte der Tod. Und sie wusste das. Sie war nicht das erste Mal deswegen im Krankenhaus. Ihre Fortpflanzungsorgane waren ihr vor einem Jahr, als der Eierstockkrebs festgestellt worden war, komplett entfernt worden. Einige der Krebszellen hatten sich offenbar unbemerkt vom Eierstock aus auf die Nachbarorgane ausgebreitet, und ihr Körper reagierte nun darauf, indem er literweise Bauchwasser produzierte. Als wolle es die bösartigen Zellen in einem einzigen Schwall ausschwemmen, lieferte das Bauchfell Tag für Tag mehr Flüssigkeit, die sich zwischen den Darmschlingen, Leber und Milz ansammelte und die Bauchdecke von Frau Odwaga so dick und hart erscheinen ließ wie einen altmodischen Medizinball.

Nachdem sie ihr Zimmer bezogen hatte, ging ich zu ihr, um die Aufnahmeuntersuchung zu machen. Kaum hatte ich die Tür geöffnet, zuckte ich zurück. Hatte ich mich im Zimmer geirrt? Die Frau, die mir gegenüber auf dem gestärkten Krankenbett saß, sah irgendwie völlig verändert aus. Es dauerte eine Sekunde, bis ich begriff, dass es daran lag, dass sie keine Haare hatte. Sie hatte ihren braunen Helm, der nichts anderes war als eine teure Perücke, abgenommen und über eine leere Blumenvase gehängt. In ihrem erwartungsvoll schutzlosen Gesicht wirkten die Augen, die mich musterten, verloren. Wie ein riesiges, hilfloses Kind saß sie inmitten des weißen Bettzeugs, das sie in harten, kalten Falten umgab wie eine Eiswüste. Sie war noch gar nicht alt. Mitte Dreißig vielleicht. Sie lächelte, zog ein kleines, rosafarbenes Nackenkissen hinter ihrem Rücken hervor und legte es vor mich hin. Es war mit dem Foto eines grinsenden kleinen Jungen mit großer Zahnlücke bedruckt.

»Mein Sohn ist erst sieben.«

Ich fand dieses Kissen unglaublich kitschig.

Die Art, wie sie es mit ihren kleinen Händen unentwegt streichelte, und der Umstand, dass sie mit unverkennbar polnischem Akzent sprach, verschafften mir die nötige Distanz, die Untersuchung durchzuführen, ohne in Mitleid zu zerfließen. Damals rührten mich Kinder anderer Leute, die ich nicht selbst zur Welt zu bringen hatte, keineswegs zu Tränen. Selbst dann nicht, wenn die Mutter todkrank war. Ich empfand es sogar in gewisser Weise als Zumutung, so mir nichts, dir nichts in die Privatsphäre dieser Frau hineingezogen zu werden. Das erhöhte den Erfolgsdruck in mir. Ein wirklich unangenehmes Gefühl im Angesicht einer so hinterhältigen Krankheit. Denn bei fortgeschrittenem Eierstockkrebs hat die Frau praktisch keine Chance mehr. Häufig wird die Krankheit spät erkannt, denn sie macht keine Schmerzen, und erst wenn der Zug abgefahren ist, zeigen sich Symptome, wie eben diese Bauchwassersucht. Zum damaligen Zeitpunkt waren nach fünf Jahren meist achtzig Prozent der Erkrankten tot. Je jünger die Patientinnen, desto rasanter der Verlauf. Das alles sprach gegen dieses hoffnungsvolle Lächeln von Frau Odwaga, und ich hatte einfach nicht die Kraft, es zu erwidern. Wie ein Roboter stellte ich ihr weitere Fragen über Gewichtszunahme und Krankheitsverlauf. Dabei erfuhr ich, dass sie erst vor einigen Wochen wegen eines Darmverschlusses operiert worden war. Natürlich eine Folge des Krebses.

»Da bin ich dem Tod gerade noch von der Schippe gesprungen«, sagte sie stolz. Ich fragte mich, ob ihr gar nicht bewusst war, dass der Sensenmann sie nur hatte entkommen lassen, da er wusste, dass sie mit der Diagnose bereits eine Reise ohne Rückfahrschein in Richtung Jenseits angetreten hatte. Sprachlos geworden von der, wie ich fand, naiven Verdrängungskunst, klopfte ich den Bauch von Frau

Odwaga ab, machte einen Ultraschall, um die Flüssigkeits-menge zu bestimmen, und setzte einen Termin für die Punktion und das Ablassen ihrer Wassereinlagerungen an.

Ich hatte einfach gar nichts kapiert.

»Ich möchte für meinen Sohn da sein. Ich möchte ihm zusehen, wie er größer wird und seinen Schulabschluss macht. Ich kann ihn nicht allein lassen. Wer wird ihm beibringen, was richtig und was falsch ist? Wer tröstet ihn, wenn andere ihn ärgern oder er seinen ersten Liebeskum-mer hat? Wer wird ihm sein Lieblingsessen kochen? Ich habe Angst, dass er mich vergisst, weil er jetzt noch so klein ist. Ich habe ihm doch noch so viel zu sagen.«

All diese Dinge teilte mir Frau Odwaga durch ihre Bli-cke, ihre Haltung und ihren unrealistischen Optimismus mit. Sie wollte stark sein. Sie kämpfte wie eine Löwin gegen die Krankheit und um ihren Sohn. Aber ich verstand sie nicht, weil es mir an Empathie und Lebenserfahrung man-gelte. Ich war völlig verblendet von meiner jugendlichen, medizinischen Hybris und sah in ihr nur einen hoffnungs-losen Fall, der mich mit den Grenzen der Medizin und mei-nen eigenen Unzulänglichkeiten konfrontierte. Am liebsten hätte ich ihr Zimmer bei den täglichen Visiten gemieden. Ich wollte einfach nichts mit ihr und ihrem traurigen Schicksal zu tun haben.

Meine Oberärztin ging ganz anders mit Frau Odwaga um. Sie war um die fünfzig, und ich bewunderte sie nicht nur dafür, wie sie in Windeseile den Unterleib der Patien-tinnen zuflickte, ohne etwas anderes als eine feenhaft zarte Narbe zu hinterlassen. Ich staunte auch darüber, wie selbst-verständlich sie sich in der testosterongeschwängerten Luft der Oberarztetage zurechtfand.

Diese toughe Oberärztin nickte Frau Odwaga freundlich zu, wenn sie von ihren Plänen für die Sommerferien sprach oder von ihrem Sohn erzählte.

»Sie müssen an die Patientin glauben«, sagte sie später zu mir. »Wie soll sie es schaffen, wenn niemand sie darin unterstützt?«

»Aber sie wird sterben. Jeden Moment kann sie wieder einen akuten Darmverschluss erleiden, oder das Wasser dringt in ihre Lungen und sie erstickt. Das muss man ihr doch sagen.« Diese Geheimniskrämerei kotzte mich an.

»Glauben Sie, sie weiß das nicht?

»Wenn Sie es ihr nicht sagen? Wie soll sie denn ihre letzten Monate planen?«

»Diese Frau wäre allen Voraussagen nach schon längst nicht mehr am Leben. Sie hat zwei Darmverschlüsse überlebt und lässt sich regelmäßig das Wasser abpunktieren. Das geht seit Monaten so. Wir hatten sie längst aufgegeben, doch sie kämpft weiter. Wir müssen sie nicht daran erinnern, dass ihre Zeit begrenzt ist.«

»Aber was soll ich ihr denn sagen?«

»Gar nichts. Keine Prognosen. Bleiben Sie beim nächsten Schritt.«

Der nächste Schritt war dann, dass Frau Odwaga kurz nach der Punktion aufstand, ihr Kissen unter den Arm klemmte und gehen wollte.

»Ich fühle mich gut, ich möchte nach Hause zu meinem Sohn«, forderte sie. Sie trug ihren Helm und sah mich unnachgiebig an.

Ich wusste, es würde nicht sehr lange dauern, und sie würde wieder zur Punktion kommen müssen. In einer Woche, zwei, drei oder vielleicht auch vier Wochen. Nach all der Chemotherapie und den Operationen gab es nichts, was sie heilen konnte. Ich fühlte mich total hilflos. Dass ich nichts für sie tun konnte, machte mich schrecklich wütend, und ich funkelte die arme Frau an.

»Gehen Sie nur. Aber auf Ihre eigene Verantwortung!«

Ich machte die Papiere fertig und verabschiedete mich wortkarg von ihr. Sie stand auf und schritt mit hoch erhobenem Kopf an mir vorbei. Sie ging stolz in ihren Tod, wie mir schien.

Von ihrem Kissen herab lachte mich ihr Sohn aus.

Erst da begriff ich: Es ging hier gar nicht um mich. Ich schuldete Frau Odwaga kein Mitleid, ich schuldete ihr Respekt. In diesem Moment begann ich sie zu bewundern und blickte ihr lange nach. Sie aber sah sich kein einziges Mal um.

Ich habe sie nie wieder gesehen.

Einige Zeit später machte ich Urlaub bei meinen zukünftigen Schwiegereltern in Österreich. Das Ferienhaus lag an einem hohen Nordhang mit Blick auf das Dachsteinmassiv, umgeben von Kuhwiesen und niedrigen Nadelwäldern voller Pfifferlinge. Meine Nachbarin dort war eine Bäuerin, die zwei kleine Söhne hatte und mit ihrem Mann sowie einem Stall voller Kühe Milchwirtschaft betrieb.

»Die Arme«, raunte meine Schwiegermutter mir mit unheilsschwangerer Stimme zu, »hat früher mal eine schwere Operation gehabt.«

Krebs sei die Diagnose gewesen. Sie wackelte traurig mit dem Kopf.

»So eine Frauensache eben.«

Als ich der Bäuerin einen Tag später begegnete, traf ich

auf eine kleine, stabile Frau mit Sommersprossen und steirischem Akzent. Sie hatte rote Wangen und einen lausbübischen Ausdruck im Gesicht und wirkte alles andere als krank auf mich.

»No«, meinte sie zustimmend, als ich mich nach ihrer Gesundheit erkundigte, »da Eierstockkrebs is furt.«

Eierstockkrebs? Ich dachte sofort an Frau Odwaga, und mein innerer Alarm schrillte. Darmverschluss und Bauchwassersucht in tausendzweihundert Metern Höhe über dem Meeresspiegel, zwischen Kuhfladen und Milchkanne? Wie sollte sie das nur überstehen? Wenn die gute Bäuerin wüsste, was da noch alles auf sie zukam! Ich drückte ihre Hand, lächelte und wünschte ihr alles Gute. Insgeheim fürchtete ich dann jedes Mal, da ich wieder zu Besuch kam, es würde ihr schlechter und immer schlechter gehen. Ich wollte nicht auch noch in den Ferien einer Frau beim Sterben zusehen, doch meine Schwiegereltern luden uns weiterhin ein, sie zu besuchen, und ich konnte sie nicht enttäuschen. Also sah ich die Bäuerin wieder, Jahr um Jahr. Und es ging ihr nicht schlechter. Nein, es ging ihr sogar viel besser. Sie strotzte vor Energie und hatte ihr ganzes Leben umgekrempelt. Die Milchwirtschaft war einer florierenden Vermietung von Fremdenzimmern mit biologischer Vollwertverpflegung gewichen, die Kühe und Schweine wurden abgeschafft, und ein ausgedehnter Kräuterhandel nahm seinen Anfang.

Ich wurde misstrauisch.

Eierstockkrebs führte nach meiner Erfahrung (die zugegebenermaßen nicht sehr groß war, aber immerhin einen weiteren Fall von Eierstockkrebs enthielt, was nicht jeder dort am Berg von sich sagen konnte) nur selten zu einer

Lebensqualitätsverbesserung. In acht von zehn Fällen führte er zum Tod. Da die Bäuerin aber quicklebendig an den Weidehängen Spitzwegerich pflückte und ihre Melisseblätter trocknete, musste die Diagnose falsch gewesen sein. Ich führte das Ganze auf ein medizinisches Missverständnis zwischen ihren Ärzten und der Bäuerin zurück oder auf eine übertrieben dramatische Aufbereitung durch meine Schwiegermutter, und kam zu der Überzeugung, dass es sich nur um ein harmloses Eierstockgewächs gehandelt haben konnte. Beispielsweise um eine hormonelle Zyste, wie sie bei jungen Frauen des Öfteren vorkommt und die ihre Lebenszeit in keiner Weise beschneidet. Die Bäuerin indes hatte ihre Heilung auf die Lebens- und Ernährungsumstellung zurückgeführt sowie auf die Anwendung zahlreicher Heilkräuter, auf deren Vermarktung sie sich nun spezialisierte. Mir dagegen schien der Krebs auf einmal vollkommen unwahrscheinlich und mein schulmedizinisch geschultes Doktoren-Ich nahm ihr die Wunderheilung einfach nicht ab. Aber ich freute mich, dass es im Nachbarhaus so munter zuging. Die Kinder mussten nicht mutterlos aufwachsen und von den Bergkräutern, die es dort nun zu kaufen gab, profitierte auch meine durch Nachtdienste geschwächte Gesundheit. Erst als ich mich Jahre später selbst der Naturheilkunde zuwandte, stellte ich diese Überzeugung infrage und begann, wirklich zuzuhören. Ich ließ mir die Geschichte der Bäuerin noch einmal in allen Einzelheiten erzählen. Und Erstaunliches kam dabei heraus. Sie hatte nicht nur diese eine Operation gehabt, bei der ihr ein Eileiter entfernt worden war. Nein, nach zwei Jahren hatte sie einen neuen, schnell wachsenden Tumor am anderen Eierstock, sowie eine Bauchdeckenmetastase. Ihr Krebs war also von einem Stadium 1 zu einem Stadium 3 geworden. Das passiert vor allem dann, wenn während der ersten Operation eine flüssigkeitsgefüllte Krebsgeschwulst unglücklicherweise platzt und sich in den Bauchraum ergießt. Ihr war davon zwar nichts mitgeteilt worden, aber nun wurde ihr Unterleib in einer zweiten Operation fast vollständig entkernt und anschließend erhielt sie eine Chemotherapie. Chemotherapien sind immer eindeutige Indizien für eine bösartige Erkrankung. Meine Zweifel an ihrer Krebsdiagnose waren dadurch vollständig ausgeräumt. Eine Bestrahlung, die ihr ebenfalls empfohlen worden war, hatte die Bäuerin aber abgelehnt, und als sich nach der Chemotherapie wieder Hinweise auf eine Metastasierung verdichteten, verweigerte sie auch eine dritte Operation. Sie vertraute der Schulmedizin einfach nicht mehr. Sie ernährte sich lieber von Kräutern und Vollwertkost, obwohl in ihrer Familie der Schweinsbraten an Semmelknödel hoch im Kurs stand. Gegen die allgemeinen Überzeugungen wurde sie schon vor zwanzig Jahren Vegetarierin (in dem bäuerlichen Milieu eine Meisterleistung an Durchsetzungskraft) und schlug ihrem Schicksal auf diese Weise ein Schnippchen. Schicksal muss man es deshalb nennen, weil auch ihre Mutter an Eierstockkrebs gelitten hatte und daran gestorben war. Heutzutage weiß man, dass diese Veranlagung gerne vererbt wird.

Aber ich muss zugeben, dass ich mich damals geirrt hatte. Mal wieder.

Ich hatte nicht an ihre Selbstheilungskräfte geglaubt und daran, dass der Eierstockkrebs zu besiegen sei. Ich hatte stets das Bild der armen Frau Odwaga vor Augen und die damalige Statistik im Ohr. Aber solche Wunder geschehen.

Wir Mediziner nennen sie Spontanheilung, und sie sind extrem selten. Es gibt sie dennoch und jeder auf der Welt gäbe ein Vermögen dafür, das Geheimnis der Krebs-Bezwinger zu ergründen. Pharmafirmen investieren Millionen in die DNA-Analyse der Überlebenden, Betroffene pilgern zu ihnen wie zu Gurus, ihre Bücher werden zu Bestsellern. Doch noch immer bleiben diese Fälle rätselhaft, behaftet mit der Aura des Magisch-Mythischen, die in der Schulmedizin keinen Platz hat und daher umso mehr abgelehnt wird. Auch ich habe es anfangs nicht geglaubt. Und musste später einsehen, dass ich die Wirkung der Heilkräuter unterschätzt hatte.

Vielleicht, so denke ich jetzt manchmal, habe ich auch Frau Odwaga unterschätzt. Wenn Kräuter und der Glaube an ihre Wirkung zum Überleben taugen, wie effektiv ist im Vergleich dazu echte Mutterliebe? Ist es nicht wahrscheinlich, dass Frau Odwagas Liebe zu ihrem Sohn auch ihre Abwehrkräfte mobilisieren konnte?

Kind sticht Kraut, um mit den Jokern zu sprechen.

Ich möchte gerne glauben, dass ich mich auch in ihrem Fall geirrt habe.

Auch wenn das alles schon lange her ist.

Meine Nachbarin in Österreich ist inzwischen das erste Mal Großmutter geworden. Erst letzte Woche habe ich ihr dazu gratuliert. Und als ich ihr die Hand schüttelte, als sie mir die Fotos des faltigen, kleinen Jakob zeigte, dachte ich wieder an Frau Odwaga. Die Parallelen in beiden Fällen waren immer verblüffend gewesen.

Ich hoffte mit einem Mal sehr, dass meine jugendliche Unkenntnis mich damals zu einer allzu pessimistischen Beurteilung ihres Falles veranlasst hat. Nie zuvor wäre mir solch ein Fehler willkommener. Denn es ist doch so: Wenn ich damals auch bei ihr mit meiner Einschätzung vollkommen danebenlag, dann wischt Frau Odwaga heute vielleicht ebenfalls ihrem ersten Enkelkind den Hintern ab.

WER HAT ANGST VORM
SCHWARZEN MANN?

Auch die besessensten Vegetarier beißen nicht gern ins Gras, bemerkte Joachim Ringelnatz, und ich glaube, genau diesem Umstand haben wir Ärzte unser hohes Ansehen zu verdanken. Denn im besten Fall lindern wir nicht nur Leiden oder heilen Krankheiten, nein, wir retten die Menschen vor einem frühzeitigen Tod.

Ich selbst habe es noch nie verstanden, angemessen mit dem Thema Tod umzugehen. Obwohl das doch gar nicht so schwer sein sollte: Sterben müssen wir alle irgendwann. Das ist eine Tatsache. Doch niemand mag sie hören. Dabei gehört der Tod zum Leben dazu. Er verleiht ihm erst seinen Glanz, das Besondere. Ist das Universum nicht ein einziger Kreislauf von Werden und Vergehen? Und wie war das noch mit dem Wiedersehen im Himmel, mit dem Paradies und den unzähligen Jungfrauen?

Ich habe in meinem Dasein als Ärztin überraschend wenige Tote gesehen. Zuerst waren da die formalinfixierten Leichen im Anatomiekurs, die wegen ihrer braun gefärbten Haut und Organe nicht wirklich menschlich wirkten, sondern eher wie künstliche Versuchsobjekte. Warum sie den Löffel abgegeben hatten, hatte hier keinen zu kümmern, ihre Körper dienten einzig und allein dem Zweck, uns Studenten die menschliche Anatomie näherzubringen.

Das änderte sich mit den unfixierten Toten der Rechtsmedizin und den Leichen, die im Pathologieunterricht seziert wurden. Wir wurden auf sie angesetzt wie ein Rudel Spürhunde, um den genauen Grund ihres Ablebens herauszufinden. Abgesehen davon, dass ich mit meiner Neugier und meinem studentischen Skalpell in sie und ihre Krankengeschichte eintauchte, kannte ich sie nicht. Sie waren nummerierte Körper, die der Ausbildung angehender Mediziner gespendet worden waren. Ob sie Meier, Müller oder Schmidt hießen, war genauso irrelevant wie der Umstand, ob sie gern einen rosa Bademantel oder gar keinen getragen und welche Bücher auf ihrem Nachtisch gelegen hatten. Ich hatte diese Toten nicht auf die Weise gekannt, wie es später bei meinen Patientinnen der Fall war. War ihnen niemals zuvor begegnet. Unser erstes Rendezvous fand in der Leichenhalle statt, unter den künstlichen Bedingungen einer Lehrveranstaltung. Das ist meine Entschuldigung dafür, dass mich ihr Tod nicht wirklich bewegte. Ich nahm ihn als gegeben hin und zog ihnen die Haut ab oder wühlte in ihren Därmen, ohne dass mich das irgendwie beeinträchtigte. Ich schlief weiterhin tief und traumlos und ließ mir im Anschluss an die Leichenpräsentation das köstliche Mensa-Essen schmecken. Ich war eben eine seelisch robuste Natur und weniger sensibel, als man meinen möchte.

Eine der Leichen, die damals auf uns im Institut der Rechtsmedizin warteten, war ein dicker, großer Mann. Er hatte nur wenige, lange Haare, die quer über seiner Stirnglatze lagen, und den bulligen Körper eines Bauarbeiters. Er war noch kein Greis, aber seine besten Jahre lagen offensichtlich schon hinter ihm. Wir untersuchten ihn gründlich und achteten dabei auf so gerichtsmedizinische Feinheiten wie die Farbe der Fingernägel (rosa bei Kohlenmonoxidvergiftung), Hautverfärbungen am Hals (Würgemale nach Erdrosseln) oder eine kleine Verbrennung als Hinweis auf einen Stromtod. All diese Dinge, auf die man heutzutage kaum noch ein Semester verschwenden müsste, da sie dank der im Vorabendprogramm laufenden CSI-Serien zur Allgemeinbildung der Studenten gerechnet werden dürfen. Wir fühlten uns wie die Spezialisten einer dieser unzähligen Fernsehserien, deren Helden früher Quincy hießen oder Samantha Ryan. Allerdings durften wir nicht so aufwendige Tests machen. Wir sollten mit unseren fünf Sinnen bei der Sache sein und sie mit unserem Lehrbuchwissen zur Anwendung bringen, das war gefordert.

Doch nachdem wir den ganzen Vormittag an dem guten Mann herumgefuhrwerkt hatten, waren wir immer noch ratlos.

»Was seid ihr nur für Flaschen«, beschimpfte uns der rechtsmedizinische Assistent am Ende. »Es geht hier nicht um Grips, es geht um Sorgfalt, Mann. Das Ding ist gar nicht zu übersehen!«

Er ging zu dem Toten und öffnete seinen Mund mit einem Spreizer.

»Wenn ein Fettwanst umfällt, schaut ihm aufs Maul. Immer. Ich sage nur: das große Fressen!«

Mit diesen Worten zog er mit der Zange eine unzerkaute, halbe Bratwurst aus des Toten Schlund. Sie war auf die schiefe Bahn geraten und ihm versehentlich in die Luftröhre gerutscht. Keiner von uns war auf die Idee gekommen, unserer Leiche tiefer als nötig in den Rachen zu sehen. Sonst wäre uns nicht verborgen geblieben, dass der Gierschlund schlicht und einfach erstickt war.

»Noch nie ›Schweigen der Lämmer‹ gesehen, was?«, fragte der langhaarige Assistent, der damals schon so schräg aussah wie der skurrile Rechtsmediziner Nigel in der amerikanischen Serie »Crossing Jordan«.

Er spielte natürlich auf die Schmetterlingspuppen an, die im Rachen der Toten gefunden wurden und als Botschaft zu verstehen waren. Mit einem mürrischen Knurren entließ er uns in die Mittagspause.

»Mahlzeit!«, rief er uns hinterher und schwenkte dabei die alte Wurst.

Okay, wir hatten die Leiche nicht lesen können. Aber ich war deshalb nicht wirklich enttäuscht. Nach all den wilden Spekulationen, die wir über den Dicken und seine Todesursache angestellt hatten, war ich einfach nur erschüttert, wie banal dieser Tod doch gewesen war.

Plötzlich sah ich tödliche Gefahren in jeder noch so alltäglichen Situation. Ich kippelte nicht mehr mit den Seminarstühlen, denn ich könnte ja umkippen und mir am Fensterbrett dahinter das Genick brechen. Ich fuhr nicht mehr mit dem Rad im Stadtverkehr, denn ein Auto könnte mich zu Boden schleudern, und ich würde an einer tödlichen Schädelbasis-Fraktur sterben. Ich sah dreimal nach rechts und nach links, bevor ich über die Straße ging, und hielt mich beim Autofahren penibel an die Geschwindigkeitsbegrenzungen. Ich aß keinen Geflügelsalat mehr in der Mensa, um keiner Salmonelleninfektion zu erliegen, und vor allem kaute ich lange und ausgiebig, bevor ich meine Mahlzeit herunterschluckte. Damit brachte ich meine Freunde zur Weißglut, aber ich konnte nicht anders. Ich hatte beschlossen, den Tod ernst zu nehmen. Ihn nicht länger zu ignorieren.

Als Jahre später Frau Klein mit ihrem Spitz-Busen so überstürzt von uns ging und ich endlich in der Position einer Stationsärztin war, glaubte ich, der richtige Zeitpunkt sei gekommen, um zu handeln. Ich hatte zwar nicht an die Qualität und positive Wirkung von Frau Kleins neuen Brüsten geglaubt, aber doch an ihr Überleben. Ich hatte die tödliche Gefahr ihrer Krebserkrankung zugunsten ästhetischer Überlegungen verdrängt und war von der Nachricht ihres Todes vollkommen überrumpelt worden. Wie nur musste es der armen Frau selbst gegangen sein, nachdem mein Chef ihr ein neues Leben und eine neue Liebe prophezeit hatte und sie feststellen musste, dass sie anstatt in den Armen eines neuen Mannes in denen des Todes gelandet war? Sie hatte keine Zeit gehabt, sich auf ihr Ableben vorzubereiten, ihre Dinge zu regeln, wie man so schön sagte. Das war nicht gut so, war nicht richtig.

Doch für Reue ist es nie zu spät, dachte ich und beschloss, fortan meine Patientinnen radikal aufzuklären. Mit jeder Frau, die eine Krebsdiagnose bekam – und sei es auch nur ein Frühstadium –, wollte ich über den Tod sprechen. Egal wie nah oder fern er auch erschien, man konnte sich täuschen. Er konnte sich ganz leise heranschleichen oder plötzlich zuschlagen. Dafür wollte ich gerüstet sein, und meine Patientinnen ebenso.

»Ich kann Ihnen nicht sagen, wie viel Zeit Ihnen noch bleibt. Deshalb sollten Sie sich Gedanken machen, wie Sie den Rest Ihres Lebens sinnvoll nutzen« – das würde ich von nun an zu jeder Frau auf meiner Station sagen, egal ob sie zweiunddreißig oder siebenundachtzig war. Egal, wie die Krankheit ausging. Ein wenig bewusster zu leben schadete gewiss keiner von ihnen.

Mit Gegenwehr hatte ich dabei nicht gerechnet.

Frau Sölder, eine kompakte siebenundsechzigjährige Frau mit einem Busen, der so groß war, dass die faustgroße Lücke, die unser Eingriff darin hinterlassen hatte, gar nicht weiter auffiel, ließ sich meine »Aufklärung« nicht gefallen.

»Es ist für mich noch lange nicht Zeit, ans Sterben zu denken, junge Frau«, belehrte sie mich, während sie ihre dichten, dunkelgrauen Locken zurechtschob, die im Krankenhaus ganz offensichtlich in Ermangelung eines anständigen Friseurs ein Eigenleben entwickelt hatten und leicht verfilzt von ihrem Kopf abstanden. »Ich habe doch gerade erst diese Operation überstanden. Der Krebs ist weg, hat der Oberarzt gesagt. Das ist doch eine gute Sache. Ich werde mir von Ihnen nicht einreden lassen, dass meine Tage gezählt sind. Was denken Sie eigentlich, wer Sie sind?«

Ich stotterte irgendwas und verließ ihr Zimmer.

»Ich denke gar nicht daran, aufzugeben!«, schleuderte mir wenig später eine andere empörte Patientin entgegen. Sie hatte Tränen in den Augen und beruhigte sich erst nach einem großen Schluck aus ihrem Glas mit Noni-Saft.

Angesichts dieser Reaktionen begann ich vorsichtiger zu werden. Ich war zwar noch immer der Meinung, dass Verdrängung nicht der richtige Ansatz, dass der Tod zu Unrecht eines der letzten Tabus unserer Gesellschaft und dass es deshalb die Aufgabe von uns Ärzten sei, etwas dagegen zu unternehmen. Aber es blieb mir nicht verborgen, dass ich die Damen wütend machte. Vielleicht erwischte ich einfach nur immer den falschen Zeitpunkt, überlegte ich, hielt aber fortan die Klappe.

Irgendwann dämmerte mir, dass meine Patientinnen von mir erwarteten zu kämpfen. Dass sie lieber mit einem Pfarrer oder Psychoonkologen über ihre Ängste und Zukunftssorgen sprechen wollten. Ich war dafür nicht zuständig, und mein Ausscheren in die Riege der Redner und Tröster beäugten sie misstrauisch. Denn sie sahen es als die Aufgabe von uns Ärzten an, den Tod abzuwenden oder ihn wenigstens so lange wie möglich hinauszuzögern. Wir sind diejenigen, die sich ihm entgegenstellen müssen, um ihn in die Flucht zu schlagen und nicht, um ihn anzunehmen.

Gelingt uns das allerdings nicht und ist die Schlacht verloren, machen wir uns schnellstmöglich aus dem Staub. Das sieht dann so aus, dass wir die Krebskranken früher oder später in ein Hospiz überweisen, oder sie landen nach einem lebensbedrohlichen Zwischenfall auf der Intensivstation. Dort haben dann andere Menschen die Aufgabe, den Tod zu bekämpfen oder ihn gemeinsam mit den Patienten zu erwarten.

Ich hatte mich mit dem Thema mächtig überhoben und stellte irgendwann erleichtert fest, dass sterbende Frauen in der Gynäkologie-Abteilung eines Akut-Krankenhauses eine ziemliche Seltenheit sind. Ich begann, eine ruhige Kugel auf Station zu schieben, und sah mir dafür mit wachsender Begeisterung die Fernsehserie »Emergency Room« an. Hier wurden wirklich Menschen gerettet und Schicksale entschieden. Ich bewunderte die Ärzte dieser Notaufnahme, die in Sekundenschnelle weitreichende Entscheidungen zu treffen hatten. Ärzte, die in Aufzügen Herzen freilegten oder Stahlrohre aus Bäuchen schnitten. Die ausschließlich mit hoch gefährdeten Wackelkandidaten oder Sterbenden jonglierten. Wie sie das schafften, faszinierte mich jede Woche aufs Neue. Aber mein Arbeitstag sah anders aus. Ich war den steten Umgang mit solchen Notfällen nicht gewohnt.

Aus diesem Grund jagte mir auch das Verhalten einer jungen Türkin, zu der ich in einem meiner Nachtdienste gerufen wurde, einen riesigen Schrecken ein. Sie lag auf der Wöchnerinnenstation, was die Sache nicht leichter machte. Neben ihrem Bett lag ein winziges, dunkelhaariges Etwas in einer durchsichtigen Plexiglas-Kiste und krähte laut und durchdringend, während ich versuchte, mir ein Bild von der jungen Mutter zu machen. Sie hing völlig apathisch in ihrem Bett und rührte sich nicht. Als ich sie ansprach und etwas forsch an der Schulter berührte, um die vermeintlich Schlafende zu wecken, murmelte sie unverständliches Zeug und verdrehte die Augen. Ich schrak zurück und rief die Kinderschwester, damit sie mich von dem kleinen Schreihals befreite. Ich teilte die Besorgnis des Babys und hätte auch gerne geschrien, denn ich hatte keine Ahnung, was der jungen Frau fehlte. Als es endlich ruhig war, weil das Kind im Kinderzimmer gefüttert wurde, begann ich, systematisch die Akte durchzugehen. Der Kaiserschnitt war problemlos verlaufen, der Infusionsplan wurde eingehalten, und bisher hatte sie noch keine feste Nahrung zu sich genommen. Ihr Puls war schwach, aber regelmäßig und etwas zu schnell. Während ich noch ihr zartes Handgelenk zwischen den Fingern hatte, kippte die Frau weg und war überhaupt nicht mehr ansprechbar. Das unverständliche Gemurmel erstarb, und ich fürchtete, sie sei ins Koma gefallen und ich würde sie verlieren. Ich stand fassungslos an ihrem Bett und starrte auf den wie leblosen Körper. Hinter meiner Stirn rasten die Gedanken und rempelten sich ungeordnet an. Schlaganfall oder Embolie? Eklampsie oder eine fulminante Sepsis?

Ich riss ihren Verband herunter, um zu sehen, ob sie vielleicht heimlich, still und leise verblutete. Doch da war nichts. Es war zum Verrücktwerden. Irgendetwas Grauenerregendes ging gerade in diesem Körper vor sich, und ich hatte nicht die geringste Ahnung, was es war. Schön, still und bleich wie Schneewittchen lag die Frau vor mir, und ich dachte: Das war's dann wohl. So sieht es also aus, wenn jemand vor deinen Augen stirbt.

Mein Herz schlug plötzlich viel zu laut, und meine Hände wurden heiß. Mein Mund war mit einem Mal ganz trocken, und ich fühlte mich müde und ausgelaugt, aber ich widersprach mir: nein. Das kann nicht sein.

Und dann machte ich es, wie es das Baby gemacht hatte. Ich rief um Hilfe.

Ich piepte umgehend den diensthabenden Arzt auf der Intensivstation an. Wie schon in dem Krankenhaus-Klassiker »House of God« schien meine einzige Rettung aus dieser Situation die Verlegung der Patientin zu sein. Das Abwälzen der Verantwortung auf den Spezialisten der Notfallmedizin.

Er hatte aber keine Zeit.

»Was soll ich denn tun? Sie ist ins Koma gefallen!«, rief ich panisch in den Hörer des Stationstelefons.

»Haben Sie ihren Blutzucker kontrolliert?«

»Nein«, stammelte ich. »Sie ist keine Diabetikerin.«

»Tun Sie es. Ich melde mich wieder.«

Er klang so bestimmt, dunkel und schroff wie ein Gangster in einem Film noir. Dann legte er auf.

Ich fühlte mich zurückgewiesen und alleingelassen. Aber ich wagte nicht, mich zu widersetzen und leistete seiner Anweisung umgehend Folge. Das erstaunliche Ergebnis war, dass die junge Mutter gravierenden Unterzucker hatte. Und ich hatte gar nicht erst daran gedacht, den Wert zu überprüfen. Wie dämlich war das denn? Da hatte sie zwei Tage lang nichts zu beißen gekriegt, und die Infusionen, die nach der Operation angesetzt worden waren, enthielten kein Gramm Glukose. Das war mir glatt entgangen. Offensichtlich war der Zuckermangel der frisch Operierten so ausgeprägt, dass das Gehirn seinen Dienst versagt hatte und auf Sparflamme lief. Wäre der Nachtschwester ihr merkwürdiges Verhalten nicht aufgefallen und hätte sie mich nicht angerufen, hätte sie ihren komatösen Zustand für den erschöpften Schlaf einer jungen Mutter gehalten, es hätte ganz böse ausgehen können. Denn nicht von ungefähr wird Insulin, mit dem man den Blutzucker von Menschen tödlich absenken kann, als Geheimtipp unter den Mördern gehandelt. Kaum nachweisbar gleitet der geimpfte Widersacher in zunehmendem Unterzucker ganz sanft von einer Welt in die andere hinüber.

Mir zitterten die Hände, als ich den Blutzuckerteststreifen zur Seite legte und der Frau eine Glukoselösung anhängte. Ich blieb neben ihr sitzen, um sie zu überwachen, und als sie eine Viertelstunde später die Augen aufschlug und nach ihrem Kind fragte, war es, als wäre sie von den Toten aufgestanden.

Diese Episode lehrte mich, dass es gar nicht der Tod an sich war, den ich fürchtete. *Mit dem Tod habe ich nichts zu schaffen. Bin ich, ist er nicht. Ist er, bin ich nicht*, sagte schon Epikur. Ich begriff, dass genau das der Knackpunkt war, warum ich einerseits keine Berührungsängste mit den Leichen hatte, am Bett einer komatös werdenden Patientin aber in Panik ausbrach. Es war der Vorgang des Sterbens, der mir Angst einjagte. Zu sehen, wie die Seele aus einem Menschen weicht, mit dem man ein paar Minuten zuvor noch gesprochen hat, ist ein grauenhaftes Gefühl. Man möchte »Stopp!« rufen, »Halt!« oder »Cut«, aber mit Worten ist der Tod nicht aufzuhalten.

Manchmal auch nicht mit Taten.

Ich habe nur eine einzige Patientin vor meinen Augen sterben sehen, und das hat mich wirklich fertiggemacht. Die Umstände waren ziemlich dramatisch, dabei hatte alles ganz harmlos angefangen.

Frau Gerschlau war gekommen, um sich eine Scheidenzyste entfernen zu lassen. Einen kleinen Knubbel, der sie in ihrem trotz ihres Alters von über sechzig Jahren anscheinend noch lebhaften Sexualleben beeinträchtigte. Sie war eine mollige, fein blondierte Person, an der alles frisch gebügelt aussah. Sogar ihre Unterwäsche, das hätte ich nach der Aufnahmeuntersuchung schwören können, schob sie durch die Mangel. Alles an ihr war glatt und fein, nur diese vorwitzige Zyste, die sich wie ein weicher Gummiball frech in ihr Allerheiligstes hineinwölbte, passte ganz und gar nicht zu ihr.

Natürlich grinsten wir ein wenig hinter vorgehaltener Hand, aber im Grunde hatten wir alle Verständnis dafür, dass sie das Ding so bald wie möglich loswerden wollte. Außerdem war das ein winziger Eingriff, nicht weiter kompliziert. Wer täglich Dammschnitte und -risse vernäht, Jungfernhäutchen rekonstruiert und Vulva-Geschwüre ausräumt, ganz zu schweigen von mehrstündigen Krebsoperationen, für den ist so eine Scheidenzyste ein Klacks. Ein Routineeingriff, über den man sich nicht groß Gedanken macht. Höchstens eine halbe Stunde sah der OP-Plan für Frau Gerschlau vor. Bis auf ein bekanntes, leichtes Asthma war sie fit, und ihre Operation wurde für den nächsten Vormittag angesetzt.

Ich operierte zusammen mit meinem Kollegen Peter. Wir hatten gerade die Scheidenhaut eröffnet und wollten uns daranmachen, die Zyste herauszuschälen, da brach am Kopfende Hektik aus. Wenn man zwischen den mit grünen Tüchern verhängten Beinen einer kräftigen Frau sitzt, dann sieht man kaum über sein Operationsfeld hinaus. Ich hörte nur erschrocken ausgerufene Schlagworte wie *Kammerflimmern!*, *Beatmungsdruck!* und *Drohender Herzstillstand!*, und es kam mir mit einem Mal vor, als liefe auf einem der Monitore, von deren Anblick mich die Schenkel von Frau Gerschlau abschirmten, in vollster Lautstärke »Emergency Room«. Als dann auch noch das durchdringend piepende Geräusch der Nulllinie ihres EKGs zu uns herübertönte, sprang ich auf. Hier wäre er gewesen, der Moment, um selbst einmal notfallmäßig einzugreifen, doch ich rührte mich nicht. Ich stand da wie gelähmt und starrte auf den Herzmonitor. Die Narkoseärztin hörte die Patientin hilflos ab und vermutete einen Lungenriss. Ich war mir nicht im Klaren darüber, ob es überhaupt meine Aufgabe war, diese Patientin zu retten. Meiner Einschätzung nach fiel ihre Vagina in meinen Aufgabenbereich, aber nicht ihre Lunge und schon gar nicht ihr Herz.

Mein Kollege Peter sah das offenbar anders.

Nachdem die Anästhesistin eine Einmal-Kanüle in die Brust von Frau Gerschlau gerammt hatte, um die sich anstauende Luft aus dem Brustkorb zu lassen, das EKG aber weiterhin keine nennenswerten Zacken aufwies, warf er sich mit seinem ganzen Gewicht auf sie, um sie zu reanimieren. Er war ein Hüne von Mann mit breitem Kreuz und Handschuhgröße 12, und ich hörte die Rippen von Frau Gerschlau unter seinem Gewicht knacken. Dann griff er nach den Elektroschock-Paddels und setzte dazu an, ihr Herz zu defibrillieren.

»Achtung! Alle weg!«, schrie er.

Es war wie im Film, doch diesmal war es echt. Und dieses Wissen veränderte alles. Zur Untätigkeit verdammt, setzte ich mich wieder zwischen ihre gespreizten Beine und fühlte mich schrecklich fehl am Platz. Noch rechnete ich damit, dass die Reanimationsmaßnahmen Erfolg haben würden, das beruhigende Piepen des EKGs wieder einsetzen und wir die Operation zügig beenden würden. Dann aber bemerkte ich plötzlich das Blut. Aus den feinen Wunden der Patientin, die ich zuvor noch ganz ordentlich abgetupft hatte, trat mit einem Mal schwallartig Blut aus. Und dieses Blut war nicht hellrot und damit sauerstoffreich, wie es in der Endstrombahn normalerweise zu finden ist. Dieses Blut drang dickflüssig und dunkel aus allen Zellen der Frau. Es war altes, verbrauchtes, venöses Blut. Das Blut des Todes.

In diesem Moment wusste ich, dass es vorbei war.

Ich fragte mich, was wir nun machen würden. Würden wir sie wieder zunähen? Die Wunden verpflastern?

Wir taten nichts dergleichen. Die Narkoseärztin notierte

den Zeitpunkt des Todes und begann sofort damit, den Vorfall zu protokollieren. Die OP-Schwester sammelte ihr Besteck ein, und mein Kollege wischte sich den Schweiß von der Stirn. Dann atmete er einmal tief durch. Er hatte nichts ausrichten können, aber er würde sich keine Vorwürfe machen müssen, untätig herumgestanden zu haben. Ich selbst zog bestürzt und völlig konfus meinen Kittel aus und verließ wie in Trance den Operationssaal. Die ganze Situation schien mir unwirklich und absurd. Die Zyste, die meine Patientin erst auf den OP-Tisch gebracht hatte, musste ich an Ort und Stelle lassen. Frau Gerschlau wäre sie so gern losgeworden, aber ich konnte nichts mehr für sie tun.

Wie konnte so etwas denn nur passieren?

Ich brauchte Tage, um zu begreifen, dass dieser idiotische Knubbel sie tatsächlich ins Grab gebracht hatte.

KAMPF DEN GEILEN SÄCKEN

Wenn ich Nachtdienst hatte, war ich anfangs immer sehr aufgeregt. Aber nicht vor Angst, sondern weil er mir Spaß machte. Meist waren es nur Routineprobleme, die zu nachtschlafender Zeit auftraten, wie Bauchschmerzen oder ein geplatztes Kondom. Ich freute mich jedes Mal richtig darauf, einer Schwangeren zu sagen, dass trotz des Ziepens in ihrem Unterleib mit ihrer Schwangerschaft alles zum Besten stand, oder eine panische Siebzehnjährige zu beruhigen und ihr ganz souverän die Pille danach zu verschreiben. Ich fand es toll, angepiept und um Rat gefragt zu werden. Das entsprach genau dem Bild, das ich mir von einer Ärztin gemacht hatte. So sollte es sein. Schließlich hatte ich nicht umsonst sechs Jahre lang studiert und dann noch anderthalb Jahre als Ärztin im Praktikum verbracht. Ich liebte das Gefühl, gebraucht zu werden, und grollte den Nachtschwestern nicht, wenn sie mich anriefen. War ich noch wach, wirkte so ein Anruf wie ein Power-Drink. Das Adrenalin schoss mir in die Adern, und ich fühlte mich knackig, klug und kompetent wie die Notärzte in meiner Lieblingsserie.

Mit der Zeit aber wurde klar, dass es keine so spektakulären Ereignisse wie in »Emergency Room« waren, weshalb ich regelmäßig aus dem Bett geholt wurde. Ich musste keine Fremdkörper aus Bäuchen ziehen oder jemandem den Brustkorb aufschneiden. Selbst eine Frau mit geplatzter Eileiterschwangerschaft, die ich wie meine Kollegin Kerstin notfallmäßig mit einer Bauchspiegelung hätte retten können, habe ich nie abgekriegt. Ich wurde also – zu meiner grenzenlosen Enttäuschung und im Gegensatz zu Kerstin – niemals zur Heldin der Notaufnahme.

Dafür traf ich dort jede Menge Verliererinnen. Frauen, mit denen es das Leben nicht gerade gut gemeint hatte. Und für sie kam meine Hilfe meist zu spät.

Eines Nachts, es war ein Sonntag, und ich hatte am Abend zuvor ein wenig gefeiert, schlief ich tief und fest und beinahe komatös. Als der Alarm des Piepers schrillte, wachte ich völlig desorientiert auf und wusste kaum, ob ich Männlein oder Weiblein war. Erst als ich mich innerlich einmal wie ein nasser Hund geschüttelt hatte, war ich wieder einigermaßen einsatzbereit. Ich griff zum Hörer und rief zurück.

»Ja, hier Hans aus der Ersten Hilfe. Wir haben hier 'ne Patientin mit Bauchweh für dich.«

Ich konnte sein Grinsen durch den Hörer spüren. Denn etwas Ungenaueres als *Bauchweh* gab es bei den Symptombeschreibungen wirklich nicht. Aber schließlich war es nicht die Aufgabe des Pflegers, die Diagnosen zu stellen, sondern meine. Also gähnte ich herzhaft und nuschelte: »Komme sofort.« Dann legte ich auf, zog wie ein Roboter den Kittel über, schlüpfte in meine Krankenhaus-Treter und schlurfte ins Erdgeschoss.

Im Gyn-Behandlungsraum saß eine sehr junge Frau auf dem Stuhl, daneben stand eine Polizistin.

»Guten Morgen«, grüßte ich wohlerzogen.

Der Anblick einer Uniform macht mich immer noch zu dem kleinen Mädchen, das einmal eine Tüte Bonbons aus einem Regal nahm und vergaß, sie zu Mamis Einkäufen an die Kasse zu legen. Seitdem mir diese Tatsache zwei Querstraßen später als Diebstahl bewusst wurde, dachte ich den Rest meiner Kindheit, jeder Polizist im ganzen Land sei nur auf der Suche nach mir. Und auch heute noch quält mich ein schlechtes Gewissen, sobald ich einen Freund und Helfer nur von Weitem sehe.

»Morgen«, antwortete die Polizistin und warf einen schnellen Blick auf ihre Armbanduhr. Es war zwei Uhr dreiunddreißig.

»Worum geht's?«, erkundigte ich mich und musterte die junge Frau.

»Wir haben sie gerade bei einer Razzia festgenommen, und nun behauptet sie, furchtbare Bauchschmerzen zu haben.«

Tonfall und Blick der Ordnungshüterin ließen keinen Zweifel daran, dass sie davon überzeugt war, die Frau würde simulieren.

»Eine Razzia? Was für eine Razzia?«

»Sie ist eine illegale Prostituierte«, antwortete die Polizistin kurz angebunden und klapperte mit den Handschellen, die sie der Frau offensichtlich erst hier im Untersuchungszimmer abgenommen hatte. Ich wandte mich an meine Patientin. Sie hatte weißblond gefärbtes, strohiges Haar, leicht unreine Haut und trug enge Jeans sowie ein kurzes T-Shirt. Sie sah aus wie jede x-beliebige Frau auf der Straße.

Den Blick hielt sie gesenkt.

»Wo haben Sie Schmerzen?«, fragte ich.

Sie sah mich mit dem traurigen und gleichzeitig trotzigen Blick an, den sonst gescholtene Kinder haben, und zuckte mit den Schultern.

»Sie kann kein Deutsch«, erklärte die Polizistin abfällig.

In diesem Augenblick wurde mir klar, dass ich es mit einer Zwangsprostituierten zu tun hatte. Einem Mädchen, dem mit ihrem Pass jegliche Selbstbestimmung abhanden gekommen war und das, als verlorenes Geschöpf vom Zuhälter missbraucht, von der deutschen Justiz beschuldigt und verhaftet, zum Spielball von Lust und Macht geworden war. Ich fragte mich, warum den Männern angesichts dieser Tatsache nicht ihre Geilheit verging. Wortlos untersuchte ich sie.

Beim Druck auf ihren Unterbauch stöhnte sie leicht.

»Alles nur Show!«, stand in den Augen ihrer Bewacherin, aber sie verhielt sich diskret. Als die Laborwerte eintrafen, stand allerdings fest, dass die Patientin keineswegs simuliert hatte. Einen derartig ausgeprägten Harnwegsinfekt hatte ich schon lange nicht mehr gesehen. Ihr Urin wimmelte nur so von Bakterien. Kein Wunder, dass sie kaum gehen konnte. Wurde so eine Entzündung verschleppt, konnte eine Nierenbeckenentzündung mit Fieber die Folge sein.

»Sie braucht ein Antibiotikum, reichlich Flüssigkeit, Wärme und Ruhe«, sagte ich und reichte der Polizistin das Rezept.

Sie sah mich an, als hätte ich einen Witz gemacht.

»Können Sie sie nicht behandeln?«

»Das geht mit diesen Tabletten. Jeden Tag zweimal eine, dann ist es in drei Tagen vorbei.« Ich hielt noch immer das Rezept in der Hand.

»Und wer soll das, bitteschön, bezahlen?«

Ich war völlig verdattert.

»Gibt es keinen medizinischen Dienst für Ihre Gefangenen?« Ich hatte angenommen, dass auch in Untersuchungshaft eine Versorgung gewährleistet ist.

»Mitten in der Nacht? Ich dachte, wir könnten hier etwas bekommen.«

Die Polizistin war offensichtlich der Meinung, ich müsse dieses organisatorische Problem für sie lösen. Das war aber gar nicht so einfach.

Natürlich gibt es einen Schrank mit Medikamenten in der Notaufnahme, doch die sind für die Behandlung von Patienten vorgesehen, die in die Klinik aufgenommen werden. Alle anderen werden mit einem Rezept in die nächste Nachtapotheke geschickt. Ein paar Probepackungen von Pharmavertretern liegen für Grenzfälle bereit, aber die Schwestern und Pfleger wachen wie die Höllenhunde über diesen Schatz, damit er nicht sofort geplündert wird. Ich war noch nicht lange mit von der Partie und hatte Hans dennoch schon mehr als einmal erlebt, wie er einen Arzt zur Schnecke machte, der sich an seinem Medikamentenschrank vergangen hatte. Ich war müde, es war drei Uhr morgens, und Hans, den ich um Erlaubnis fragen musste, war nirgends zu sehen. Außerdem war die Polizistin mit dem Streifenwagen unterwegs. Zur nächsten Apotheke mit Nachtdienst war es bloß ein kleiner Umweg.

»Nein, tut mir leid. Wir geben keine Medikamente heraus. Die sind für die Krankenhauspatienten bestimmt«, sagte ich und wedelte noch einmal mit dem Rezept.

»Sie ist aber nicht versichert.«

»Umso schlimmer«, sagte ich.

»Soll ich etwa die Tabletten für diese, äh, diese Gefangene aus meiner eigenen Tasche bezahlen?«, fragte die Beamtin empört, während sie versuchte, das Wort *Nutte*, das ihr gedanklich auf die Stirn geschrieben schien, mit einer fahrigen Handbewegung auszuradieren.

»Hören Sie, Ihre Gefangene hat einen Harnwegsinfekt. Das habe ich festgestellt und Ihnen das notwendige Rezept ausgehändigt. Sie müssen doch eine Leitlinie haben, wie mit kranken Gefangenen umzugehen ist.«

War ich etwa bei der Polente oder sie?

Sie warf mir einen genervten Blick zu. Dann hörte ich den ganzen Trupp lautstark abmarschieren und hoffte, dass einer der anderen Beamten im Gegensatz zu seiner Kollegin wusste, wie verantwortliches Handeln auszusehen hatte.

Als mich Hans einige Monate später wieder einmal mitten in der Nacht anrief, warnte er mich am Telefon wenigstens schon mal vor.

»Wir haben hier einen Zustand nach Vergewaltigung«, sagte er und legte auf. Ich saß etwas überrumpelt auf meiner Liege im Arztzimmer und versuchte, mich zu sammeln. Ich hatte bisher noch nie mit einer Vergewaltigung zu tun gehabt. Der »Zustand« war eine junge Studentin, die zusammengekrümmt auf der Trage im Untersuchungszimmer saß und einen dicken Verband an der rechten Hand trug. Ich grüßte leise, um sie nicht zu erschrecken, und nahm mir erst mal ihre Krankenakte vor. Ich wollte sehen, was die Kollegen von der Chirurgie aufgeschrieben hatten, um ihr nicht allzu viele überflüssige Fragen zu stellen.

Eine Beugesehnenverletzung am rechten Mittelfinger hatte genäht werden müssen. Mehrere oberflächliche Schnitte am Hals waren desinfiziert worden, ebenso die Schürfungen an Ellenbogen und Rücken. Ganz offensichtlich hatte er ein Messer gehabt. Und sie hatte sich gewehrt. Vergeblich.

Das alles stand hier schwarz auf weiß in der Akte, und solange ich nur darüber las, war es ein Fall wie viele andere oder ein Fall aus dem Lehrbuch. Aber als ich den Blick hob und meine Patientin ansah, die nicht sehr viel jünger war als ich, erfasste mich eine entsetzliche Lähmung. Vor mir saß die Verkörperung einer meiner schlimmsten Ängste: geprügelt, bedroht, gedemütigt, geschändet. Ich wollte gar nicht wissen, wie es passiert war, aber sie fing plötzlich einfach an zu reden.

»Er hat mich auf dem Weg zur Bushaltestelle überfallen. Er hat mich gepackt, und dann sah ich das Messer. Er schubste mich in ein Gebüsch in dem Park am Friedensengel, durch den ich gerade gekommen war, und warf mich zu Boden. Er sagte mir, ich solle die Hose runterziehen, und ich dumme Kuh, ich hab es gemacht.« Sie brach in Schluchzen aus. »Das Messer ...«

Ich hatte mir, trotz meiner Tätigkeit am Skalpell, den Respekt vor Messern stets bewahrt. Oder gerade deswegen, wer weiß. Ich wusste, wie scharf sie waren, was sie alles anrichten konnten. Ich hätte es gemacht wie sie. Ich hätte gehorcht.

»Hat er ...« Ich stockte, weil es mir unangenehm war, ihr diese Frage zu stellen, deren Inhalt eigentlich in das weiche Bett einer lustvollen Beziehung gehörte oder zumindest an den kichernden Tisch einer Freundinnen-Runde. Hier, in diesem neongrellen Raum und mit den blutverschmierten Fetzen auf ihrem Leib, kam es mir vor wie eine weitere, verbale Vergewaltigung. »Hat er ein Kondom benutzt?«

»Nein.« Sie flüsterte jetzt. »Ich hab ihn beschworen, mich laufen zu lassen. Ich habe meine Tage. Aber er zog mir einfach den Tampon raus. Ich konnte ihn nicht davon abhalten.«

Ihre Beugesehnenverletzung bewies, dass sie es versucht hatte, und ich bewunderte ihren Mut. Ich stellte mir vor, wie dumm dieser Kerl ausgesehen hätte, wäre meine Patientin keine einfache Studentin, sondern eine der drei Engel für Charlie gewesen. Sie hätte sich in einer Drehung unter seinem Messer weggeduckt und es ihm im nächsten Moment mit dem Fuß aus der Hand getreten. Dann hätte sie ihr Knie mit Schwung nach oben in seine Weichteile gezogen, und in dem Moment, in dem er sich nach vorne zusammenkrümmte, hätte sie ihm das andere Knie gegen die Nase gerammt. Er wäre hintenüber gekippt und hätte keuchend und jaulend am Boden gelegen. Doch das hätte sie nicht davon abgehalten, ihm noch einmal kräftig in die Rippen zu treten, das Messer aufzuheben, sich neben seinen Kopf zu knien und es an seine Gurgel zu halten.

»Versuch das nie wieder, Alter. Bei keiner einzigen Frau, verstanden?«, hätte sie gezischt und ihm dann eine feine, blutige Linie über den Kehlkopf gezeichnet. Gerade so tief, dass die Narbe ihn immer an ihre Mahnung erinnern würde. Dann wäre sie aufgestanden und hätte sich, das Messer locker schlenkernd, auf ihren Stöckelschuhen davongemacht.

Aber sie war keine von diesen cinematografischen Superweibern.

Sie war ein Durchschnittstyp, genau wie ich.

Ich betrachtete sie, während ich sie vorsichtig untersuchte, und dachte mir, dass ich selbst vielleicht nicht den

Mut gehabt hätte, mich zu wehren. Ich wäre vor Schreck wahrscheinlich ohnmächtig geworden. Und wenn nicht, ich hätte mich tot gestellt. Schon der Gedanke daran, dass da draußen nicht nur dieser eine, sondern zahlreiche andere dreckige Vergewaltiger frei herumliefen, lähmte mich und meine Zunge, und ich brachte kaum ein Wort des Trostes hervor. Ich traute mich auch nicht, ihr körperlich nahezukommen, sie einfach mal tröstend in den Arm zu nehmen. Vielleicht würde sie ja panisch reagieren? Also machte ich noch einen Aidstest und überlegte kurz, was wohl das Unverfänglichste war, was ich dieser Patientin zum Abschied sagen könnte. Mir wollte einfach nicht der passende Spruch einfallen, und so wünschte ich ihr »Alles Gute!«

Alles Gute. Ist das nicht megapeinlich?

Aber ich konnte nicht anders.

Ich hielt mich an meinem Untersuchungsbogen fest, der nach jeder Vergewaltigung auszufüllen ist, und versuchte, jedes noch so kleine Detail darauf festzuhalten. Wenn auch nicht die einfühlsamste, so konnte ich doch die akribischste Ärztin sein. Ich gab mir viel Mühe mit der Dokumentation, doch nachdem ich sie abgegeben hatte, hörte ich nichts mehr von der Sache.

Einige Jahre später, ich war schon wieder weitergezogen und lebte in einer anderen Stadt, erreichte mich der Anruf einer Staatsanwältin im Urlaub. Man würde gegen einen Herrn XY ermitteln. Er sei der Vergewaltigung einer meiner Patientinnen angeklagt, das Ganze liege schon etwas zurück. Ich wusste sofort, wen sie meinte, und sah die Studentin wieder vor mir sitzen. Zusammengesackt, die Schultern nach vorne gezogen.

»Würden Sie als Zeugin aussagen?«

Ich sagte zu. Aber natürlich konnte niemand die Kosten tragen, die meine Anreise verursacht hätte.

»Dann werden wir uns eben an Ihren Befund halten«, sagte die Anwältin mit optimistischer Stimme. »Der ist detailliert genug, das müsste für eine Verurteilung reichen.«

Ich jubilierte innerlich. Machte im Geist die Becker-Faust und legte entlastet auf. Was war das für ein gutes Gefühl, dass sie dieses Schwein geschnappt hatten und ihm anhand meines Untersuchungsprotokolls endlich der Prozess gemacht werden konnte! Ich dachte an meine Patientin und hoffte, es ginge ihr ähnlich. Wir durften zufrieden sein. Wir hatten uns gewehrt. Jede auf ihre Art.

So glimpflich kam ich aber nicht in jedem Fall davon.

Die Notaufnahme ist ein Ort, an dem mit jedem weiteren Schicksal Risse im eigenen Leben entstehen. Risse, durch die hindurch man in ein fremdes Leben hinübersieht. Durch die Tatsachen dringen, die man lieber ignoriert hätte. Solche Risse tun sich gern in Augenblicken auf, in denen man gar nicht damit rechnet.

Es war ein sonniger Samstagnachmittag. Ich hatte Wochenenddienst und meine Kollegen, die kurz zur Morgenvisite hereingesehen hatten, verkrümelten sich an die Badeseen oder in ihre Gärten. Sie würden grillen oder Cocktailparties schmeißen, nur ich saß in den aufgeheizten Gängen des Krankenhauses fest und schmorte vor mich hin. Da wurde ich angepiept. Von den Kinderärzten.

Wie merkwürdig, dachte ich.

Dann fiel mir ein, dass ich schon einmal einer Sechsjährigen eine Murmel aus der Vagina gepult hatte, und machte mich auf ein kleines Drama gefasst. Es war aber ein großes Drama.

Im Untersuchungsraum saß ein elfjähriges Mädchen neben zwei korpulenten Frauen in Leggins und übergroßen T-Shirts. Ich hatte damals keine Ahnung von Kindern, wusste nicht mit ihnen umzugehen, doch selbst mir fiel auf, wie ausgesprochen in sich gekehrt das Mädchen war. Sie sah nicht auf, als ich reinkam, guckte immer nur auf den Boden, als sei das ein riesiger Flat-Screen, auf dem gerade das Kinderprogramm lief. Deshalb hielt ich mich an die beiden Frauen. Eine davon war bestimmt ihre Mutter.

»Sie müssen sie untersuchen. Sie müssen nachsehen, was er mit ihr gemacht hat«, sagte die dickere von beiden mit der blonden Dauerwelle, als ich fragte, was denn passiert sei.

»Wer hat was mit ihr gemacht?«

»Na, der Mann. Mit dem ist sie nachmittags in letzter Zeit öfters vom Spielplatz nach Hause gegangen, haben die andern erzählt. Michelle, also Michelle hat davon nie was gesagt. Als ich sie gefragt hab, hat sie auf stur geschaltet. Und, na ja, wenn sie schon nix sagt, dann muss ich das wohl selbst rausfinden, denk ich, und bin ihr heute hinterher.«

»Hinterher?«

»Ja, ich hab sie wieder auf den Spielplatz geschickt, und dann kam da auch dieser Kerl. Und sie haben kurz geredet, und dann ist sie mit ihm mit. Wir zwei hinterher bis zu seiner Wohnung. Wir holen die Bullen und sagen denen, dass er Michelle hat. Dann sind die rein und ham ihn erwischt. Mit runtergelassener Unterhose.«

Ich guckte zu Michelle rüber, aber sie sah nicht auf. Ihr aschblondes, strähniges Haar fiel ihr vors Gesicht wie ein

Vorhang, und sie pulte an ihrer Nagelhaut herum. Ihre Finger waren dreckig, ihr T-Shirt verwaschen und die Füße in den Flip-Flops grau von Staub. Sie weinte nicht, aber sie sagte auch nichts, als ich sie fragte, ob ich sie untersuchen dürfe. Sie nickte nur knapp und zog sich das T-Shirt über den Kopf.

Sie hatte diese berührende Schlaksigkeit, die Mädchenkörper ausstrahlen, bevor sie ihre Rundungen entwickeln. Ihre Brüste waren nicht viel mehr als zwei keine Knöpfe, sie hatte keine Taille und keinerlei Körperbehaarung. Wie ich feststellte, hatte sie auch keine äußeren Verletzungen.

»War er nett zu dir, der Mann?«, erkundigte ich mich, als sie auf den Untersuchungsstuhl kletterte.

»Ja«, sagte sie. »Ich hab Süßigkeiten gekriegt und durfte so viel Video gucken, wie ich wollte.«

»Was hat er sonst noch gemacht«, fragte ich leise, als ich ihren Unterleib untersuchte. Sie zuckte leicht zusammen. »Hat er dir hier wehgetan?«

»Er hat an meiner Muschi gesaugt. Und er hat mir den Finger reingesteckt. Das tat weh.«

Es waren nur diskrete Spuren, aber sie waren lesbar. Die starke Rötung. Die Aufschürfung auf dem zarten Venushügel und ein kleines Hämatom. Die Pickelchen in der Leistengegend, wo die Haut anderer Kinder so glatt und zart ist wie die eines unschuldigen Babys. Die Leichtigkeit, mit der ich sie rektal untersuchen konnte. Als ich daran dachte, wie stark ich selbst als Kind den Po zusammengekniffen hatte, wenn meine Mutter mir ein Reisezäpfchen verabreichen wollte, wurde mir übel angesichts der unbeteiligten Dehnbarkeit, die ich bei Michelle vorfand.

Ich ließ sie mit einem Tupfer spielen, während ich die

Abstriche nahm. Spermaspuren. Speichelspuren. Ich war auf der Suche nach dem genetischen Fingerabdruck dieses Monsters. Aber da wir kein forensisches Labor in der Klinik hatten, musste ich die Tupfer mit Kochsalzlösung befeuchten und provisorisch in Gummihandschuhe einknoten für den Transport. Ich musste die Glasscheiben der Ausstriche gut beschriften und dann alles den Kinderärzten übergeben, die es an die Kripo weiterreichen würden. Ich arbeitete schnell, damit diese Tortur bald vorüber war für Michelle, die in diesem missbrauchten Körper steckte. Sie blieb erschreckend gelassen bei der ganzen Prozedur. Ihre Mutter auch. Als sie gingen, setzte ich mich sofort hin und arbeitete meinen Notizzettel aus. Diktierte zügig meinen Bericht, damit ihn die Kinderärzte so bald wie möglich bekamen. Danach hatte ich das Gefühl, lange und heiß duschen zu müssen, um die Erinnerung an diese ausdruckslosen Kinderaugen abzuwaschen.

Sie machtem ihm ziemlich schnell den Prozess.

Und sie luden mich als Zeugin vor. Ich bekam ein offizielles Schreiben und wurde auf meine Bürgerpflicht hingewiesen, zu erscheinen. Ich war schockiert, dass es nun wirklich ernst wurde. Was sollte ich nur tun? Wie mich verhalten? Was sagen? Konnte ich das überhaupt? Mich mitten in einen Gerichtssaal stellen und Untersuchungsergebnisse referieren? Ich kriegte doch schon bei den kleinen Morgenbesprechungen mit den Kollegen feuchte Hände und Herzrasen. Ich war für so etwas eindeutig nicht geschaffen. Sonst hätte ich doch wohl Jura studiert, oder?

Ich würde am Ende durch mein Gestammel alles nur noch schlimmer machen. Oder womöglich sagte ich etwas

Falsches, leistete aus Versehen einen Meineid oder half dem Angeklagten unwissentlich durch eine blöde Bemerkung? Woher sollte ich wissen, was für ein Benehmen im Gerichtssaal angebracht und was absolut verboten war? Ich würde mich in den Fallstricken der Justiz gnadenlos verheddern und dem Mädchen keinen großen Dienst erweisen können. Ich hatte tierisch Schiss.

Also lief ich zu meinem damaligen Chef und überbrachte ihm die schlechte Nachricht. Irgendwie hoffte ich wohl, er würde mich da raushauen. Dass es entweder eine Rechtsabteilung in der Klinik gab, die diesen Fall unter Zuhilfenahme meines ärztlichen Berichts übernehmen würde, oder dass er selbst sich einen großen Auftritt vor Gericht nicht entgehen lassen würde. Aber nichts dergleichen. Mein Chef hatte weder gute Worte für das Kind noch für mich. Er prahlte.

»Ich erinnere mich noch an einen Fall, in dem *ich* vor Gericht aussagen musste. Da war eine Frau gleich von drei Männern vergewaltigt worden. Drei, verstehen Sie?«

Wie er das sagte, machte es den Eindruck, als wolle er mich übertrumpfen: drei Männer in seinem Fall gegen einen bei mir. Wollte er mir zu verstehen geben, dass ich nicht mit ihm mithalten könne? Oder war das einfach nur seine unbeholfene Art, mir seine Anteilnahme zu zeigen? Ich weiß es nicht. Ich verließ nach seiner Story fluchtartig sein Zimmer. Besser ging es mir aber nicht.

Als der Tag der Verhandlung kam, wusste ich nicht, was ich anziehen sollte. Wie sollte ich dem Gericht und vor allem diesem Kinderschänder gegenübertreten? Eher lässig in Jogginghose und T-Shirt, als ließe mich die ganze Sache

kalt und ich würde danach schnell noch etwas Sport treiben? Oder ärztlich-elegant mit Poloshirt und gebügelter
Stoffhose? Schade eigentlich, dass ich dort nicht in meinem
Arztkittel aufkreuzen konnte, dachte ich. Der würde mich
mit einer Aura von Kompetenz umgeben und mir gleichzeitig Schutz bieten, wie eine weiße Rüstung.

Ich entschied mich dann für irgendetwas dazwischen,
kombinierte Polo-Hemd mit Jeans und warf mir noch einen
dünnen Sommermantel über. Dann packte ich die Akte
von Michelle und ging zur U-Bahn. Wäre ich mit dem
Auto gefahren, ich hätte gewiss einen Auffahrunfall verursacht, so unkonzentriert war ich.

Als ich die Treppe der U-Bahnstation hinaufstieg und
vor dem Gerichtsgebäude stand, staunte ich. Ich hatte einen
Sechzigerjahre-Bau erwartet. Nicht diese viktorianische
Pracht, die nun vor mir aufragte. Dicke Steinstufen, eine
schwere Tür mit fettem Eisenbeschlag. Ich bekam sie beinahe nicht auf und klemmte mir fast den Schuh darin ein,
als sie hinter mir so donnernd schwer zuschlug, dass es sich
anfühlte, als sei ich in eine Falle getappt. Es war ein guter
Schuh. Elegant, aber nicht zu hoch in den Absätzen. Feminin, aber nicht verspielt. Und die Absätze klapperten ein-
schüchternd auf dem Granitboden und ließen meinen
Schritt bestimmter erscheinen, als ich war.

Nachdem ich die Sicherheitskontrolle passiert hatte,
stieg ich das imposante Treppenhaus hinauf in den ersten
Stock. Dort lief ich die breiten Gänge entlang, die in großen Abständen von Säulen flankiert wurden. Die Wände
waren gelb und fleckig wie ausflockender Urin. Davor standen dunkle Holzbänke, deren Rückenlehnen und Sitze so
abgeschabt waren, dass das helle Holz durchschimmerte

wie Blut in oberflächlichen Schürfwunden. Es dauerte, bis ich meinen Verhandlungsraum gefunden hatte. Ein unscheinbarer Herr, der die Funktion des Gerichtsdieners innehatte, bedeutete mir, ich solle warten, und so ließ ich mich auf einer dieser Schürfwunden nieder. Menschen eilten geschäftig an mir vorbei oder schlurften mit schleppendem Schritt über den Gang. Es roch muffig, nach einer Mischung aus Verzweiflung und Langeweile.

Ich musste gar nicht lange warten, dann wurde ich aufgerufen.

Der Saal war größer als erwartet und dunkel getäfelt. Am hinteren Ende saßen die Richter aufgereiht an ihrem lang gezogenen und erhöhten Tisch, wie an einer Bar. Sie trugen keine Roben, was mich ein wenig enttäuschte. Rechts vor dem Richtertisch saß die Schreibkraft: eine junge Frau mit extrem kurzem, platinblondem Haar und einer pinkfarbenen Bluse. Trotz des altehrwürdigen Gebäudes befand ich mich also nicht in einem dieser englischen Anwaltsfilme, in denen Charles Laughton sich die Perücke raufte. Ich hoffte, sie würden hier trotz dieses Mangels an angemessener Garderobe einen guten Job machen und den Angeklagten verknacken.

Der Angeklagte. Wo war der überhaupt?

Als ich den Kopf wendete, wurde mir schwindelig. Ich konnte mein Herz hinter den Augäpfeln pulsieren fühlen, was dafür sprach, dass mein Blutdruck raketenartig in die Höhe geschossen war. Zitterig wie ein altes Weiblein ließ ich mich auf dem Stuhl an einem Tisch in der Mitte nieder, der mir zugewiesen wurde. Und dann sah ich ihn.

Der Täter saß ungefähr fünf Meter entfernt auf einer Bank links von mir und sah aus wie ein schlafender Pitbull.

Sein Gesicht hatte eine Form, als hätte ihm jemand mindestens einmal in die Fresse getreten, und ich bildete mir ein, dass sich, wenn er gähnte, ein großes Maul voll scharfer Reißzähne zeigen würde. Mit anderen Worten: Er war ein Tier.

Sollte ich ihn unvoreingenommen beschreiben müssen, so war er nicht viel mehr als ein bulliger Mittfünfziger mit Hängebacken, wenig Haaren, einem knitterigen Hemd und einer zerschlissenen, braunen Polyester-Hose. Er wirkte dumm und hilflos und war genau der Typ von Mann, der gerne unterschätzt wird und darunter sein Leben lang leidet.

Er hatte sich den passenden Anwalt gesucht. Der war lang und dünn, hatte Glatze und einen Drei-Tage-Bart, und ich fragte mich, warum er hier einen Kinderschänder verteidigte, anstatt Millionen mit Filmen wie »Die hard« zu verdienen. Wahrscheinlich lag es an seiner fehlenden Körperspannung. Wie ein wabbeliger bleicher Aal wand er sich auf seinem Stuhl neben dem Angeklagten. So gegensätzlich wie Stan und Ollie saßen die beiden nebeneinander, aber nicht im Entferntesten so witzig. Nein, gar nicht witzig. Ich spürte, wie die Verachtung in mir hochstieg, sodass ich beinahe würgen musste.

Ich weiß, dass für jeden Angeklagten erst einmal die Unschuldsvermutung gilt, und ich weiß auch, dass jedem ein Anwalt als Verteidiger zusteht. Genau dieser Umstand machte mich unglaublich wütend. Wie konnte jemand freiwillig einen Kinderschänder verteidigen?

Bevor ich aber meiner Empörung erliegen konnte, ergriff der Richter das Wort.

»Schildern Sie uns doch bitte die Untersuchung und die

Ergebnisse, die Sie bei Michelle vorfanden«, forderte er mich auf.

Ich stand auf und berichtete mit kurzen Blicken auf meine Notizen von dem Samstagnachmittag, an dem ich meine ärztliche Unschuld verlor.

Als ich geendet hatte, sah ich den Aal aufstehen und sich langsam und bedrohlich auf mich zuschlängeln. So hager, haarlos und mit diesem tödlichen Lächeln wie Lord Voldemort aus den Harry-Potter-Verfilmungen, blieb er dicht vor mir stehen und eröffnete das Duell.

»Also, wie war das noch gleich, Fräulein, äh« – er guckte in seine Unterlagen –, »Fräulein Rappmund?«

Seine Stimme troff vor Herablassung.

»*Dr.* Rappmund, bitte«, entgegnete ich, so arrogant ich irgend konnte.

Er grinste verschlagen und sah dabei aus wie eine giftige Muräne.

»Erklären Sie das doch mal bitte etwas genauer. Wo war dieses Hämatom? Und die Stelle mit der Aufschürfung? Beschreiben Sie mir das doch bitte mal *en détail,* damit ich es mir besser vorstellen kann.«

Ich hätte ihm am liebsten in sein anzügliches Grinsen gespuckt.

Ich werde dich bloßstellen, sagte sein verächtlicher Tonfall. Gleichzeitig schwang eine unterdrückte Geilheit darin mit, die es offenbar nicht erwarten konnte, eine junge Frau über das Genital eines Kindes reden zu hören. Er wollte mich verunsichern und lächerlich machen? Sollte er es doch versuchen. Aber da würde er bei mir auf Granit beißen, dieser Schleimbeutel von Anwalt!

»Ich will Ihnen gerne auf die Sprünge helfen«, sagte ich

mit einem fein-ironischen Lächeln und in einer nicht minder verächtlichen Tonlage als der seinen. »Offensichtlich sind Sie nur wenig mit der weiblichen Anatomie vertraut.«

Ich hatte kein Problem damit, nackte Tatsachen beim Namen zu nennen, und zeichnete mit beiden Händen den weiblichen Intimbereich in die Luft.

»Das hier sind die großen Schamlippen. Und hier sind die kleinen. Und das hier«, erklärte ich und stieß mit dem spitzen Zeigefinger zu, »ist die Klitoris.« Leider verfehlte ich sein Auge um einige Zentimeter, aber der Aal zuckte zurück. »Das Hämatom wurde am oberen Ende der Labia Majora festgestellt. Also oben außen am Schamhügel. Alles klar?«

Ich lächelte ihn an. »Konnten Sie meinen Ausführungen folgen oder war das noch immer zu kompliziert für Sie?«

Er sah mich böse an, dann tippte er auf ein Papier, das er vor sich hatte.

»Hier steht aber etwas von Bissen am Hals. Was ist mit den Bissen? Sie haben die Bisse gar nicht erwähnt.«

Er klang anklagend und triumphierend, als hätte er mich bei einer Falschaussage ertappt. Mir schoss das Blut in den Kopf, und ich wurde unsicher. Was war das für ein Blödsinn mit diesen Bissen? Ich hatte überhaupt nichts von Bissen geschrieben, erst recht nicht am Hals. Das klang, als wäre da eine Vampirphantasie mit mir durchgegangen. Aber das war nicht meine, schon eher seine Phantasie. Immerhin sah er ja auch so bleichsüchtig aus, wie ein Untoter. Plötzlich fragte ich mich, ob der Herr Anwalt nicht nachts durch die Gassen streifte und seine eigenen Zähne in die Hälse hübscher Mädchen rammte.

»Was haben Sie denn da? Zeigen Sie mal her!«, forderte ich und streckte die Hand aus. Er reichte mir eine Kopie des Krankenhausstandardbogens für sexuelle Gewalt, auf den ich meine ersten Notizen gemacht hatte. Um Zeit zu sparen, sind dort Vorschläge vorformuliert mit Kästchen zum Ankreuzen wie:

Bisswunden am Hals ☐　am Oberkörper ☐
am Unterleib ☐
Kratzspuren am Hals ☐　am Oberkörper ☐
am Unterleib ☐

Und so weiter, und so fort.

»Sehen Sie mal ganz genau hin«, sagte ich und versuchte meine Stimme nachsichtig und gleichzeitig überlegen klingen zu lassen. »Hier ist doch gar kein Kreuz. Das Kreuz befindet sich an der Stelle mit den Hämatomen. Ich weiß, diese Notizen sind schwer zu lesen, aber sie sind auch ausschließlich für den internen Gebrauch bestimmt.« Ich funkelte ihn wütend an. »Woher haben Sie die überhaupt?«

Sein Gesicht verzog sich zu einem theatralischen Staunen, und er zuckte die Achseln.

»Was ist mit meinem ausführlichen ärztlichen Bericht? Hier, lesen Sie lieber den hier, da steht alles drin!«

Ich zog eine Kopie meines Arztberichts aus Michelles Akte und schwenkte sie dem Anwalt vor der Nase hin und her. Am liebsten hätte ich auch noch *Ätschi-Bätschi* gerufen. Aber ich hatte genug Anwaltsserien gesehen, um zu wissen, dass man sich dem Gericht gegenüber anständig zu verhalten hat.

Da schaltete sich der Richter in unser Streitgespräch ein.

»Dürfte ich den Bericht bitte sehen?«

Mein Zettel wurde nach vorne gereicht, und er las ihn sich aufmerksam durch.

»Den haben wir ja gar nicht.«

Wie bitte? Meine Wut verlagerte sich vom Anwalt auf die Kinderärzte. Hatten sie etwa alles, was ich angefertigt hatte, von dem Bericht bis hin zu den DNA-Proben, im Nirwana versenkt? All diese wunderschönen genetischen Fingerabdrücke, mit denen er zweifelsfrei als Täter überführt werden könnte – weg? All die Mühe vergeblich?

Der Aal von Anwalt hatte sich gesetzt und wartete ab, was der Richter nun sagen würde. Er erteilte dem Staatsanwalt das Wort.

Im Fernsehen bei »Ally McBeal« sind die Staatsanwälte immer die Bösen. Es sind die Gegner, die es zu besiegen gilt. Aber hier, in diesem Raum, war er mein Verbündeter, das merkte ich sofort. Ich war so in meiner Serienwelt, dass ich mich nicht gewundert hätte, wenn er wie Barry White gesungen hätte, als er nun aufstand.

»Wenn Sie Ihren Untersuchungsbefund mit der Geschichte der kleinen Michelle vergleichen, gibt es für Sie irgendeinen Hinweis darauf, dass sie sich da etwas ausgedacht hat?«, fragte er mich nur. Er hatte einen kratzigen Bass.

»Nein.« Ich schüttelte den Kopf. »Ich sehe keinen Anlass, an ihren Worten zu zweifeln. Es passt alles zusammen.«

Ich wandte mich nach links zum schleimigen Aal und seinem fetten Pitbull. Der alte Sack sollte bekommen, was er verdient hatte.

»Es ist eindeutig: Die Rötung kommt von dem Finger,

das Hämatom ist eine Art Knutschfleck, der durch das Saugen entsteht, und die Abschürfung darüber, das waren ganz klar seine Schneidezähne.«

Ich beendete den Satz so schnippisch, als steckte ich ein Florett weg.

»Vielen Dank für Ihre Aussage, keine weiteren Fragen.«

Ich durfte gehen.

Auf dem Flur traf ich Michelle mit ihrer Mutter.

Ich hatte gehofft, sie würde nicht aussagen müssen. Hatte gedacht, ihr würde die Gegenüberstellung mit ihrem Peiniger erspart bleiben.

Wie ein dürres Fohlen drängte sie sich an den dicken Bauch ihrer Mutter, die ihr langsam über den Rücken strich. Ich grüßte kurz und marschierte schnell den Gang hinunter.

Was blieb denn noch zu sagen?

Ich hatte mich für Michelle mit diesem Aal verbal geprügelt und mich behaupten können. Aber ich hatte nicht mehr die Nerven, das Urteil abzuwarten. Vielleicht würde es auch gar nicht heute gefällt. Vielleicht fiel diesem Schleimbeutel von Anwalt noch irgendeine Finte ein, ein formales Ablenkungsmanöver, um die Verhandlung zu verzögern. Ich hatte getan, was ich tun konnte, und nun musste ich wieder in die Klinik zurück.

Das war natürlich nur eine Ausrede.

Die Distanz, die ich zum Schutz um mich herum und vor allem Michelle gegenüber aufgebaut hatte, begann zu bröckeln. Sollte ich auch nur eine Minute länger im Bannkreis dieses Gerichtssaals und seines schäbigen Angeklagten bleiben, würde ich heulend zusammenbrechen, das war klar.

Ich hatte keine Kraft mehr, die souveräne Ärztin herauszukehren, weil mir bei der Vorstellung dessen, was so viele andere Pädophile mit den Körpern und Seelen kleiner Mädchen und Jungen anrichteten, ganz schlecht wurde. Schnell rettete ich mich auf die Straße und in die nächste U-Bahn.

Ich habe nie erfahren, ob der Pitbull tatsächlich verknackt wurde, und wenn ja, zu wie vielen Jahren. Wenn es nach mir ginge, es könnte gar nicht lange genug sein. Ein solches Tier gehört in den Zwinger.

Was den misogynen Aal angeht, so hoffe ich, dass er irgendwann mal auf seiner eigenen Schleimspur ausrutscht und sich das Genick bricht.

Metaphorisch gesprochen, natürlich.

DIE LIEBEN FREUNDE
UND KOLLEGEN

Irgendwann hatte ich genug von der Internatsatmosphäre, die im Krankenhaus herrschte. Wie bei Hanni und Nanni gab es unter uns Assistenzärztinnen Intrigen und Seilschaften, eine unbeliebte Leitung und anstatt der Lehrer die verschiedensten Oberärzte, die einem sagten, was man wie zu tun und zu lassen hatte. Ich merkte, dass ich es satthatte, über jede meiner Entscheidungen Rechenschaft ablegen zu müssen. Ich wollte selbstständig werden und eine eigene Praxis haben. Also sollte ich wohl schnellstens meinen Facharzt machen, dachte ich.

Dafür musste ich die Schwester Elfriede meines damaligen Arbeitgebers nach den OP-Büchern fragen. Denn dort war schwarz auf weiß, wie in einem großen Konto-Buch, jeder Eingriff mit Datum, Uhrzeit und Operateuren verzeichnet. Schnaufend hievte ich vier solcher DIN-A3-großen Bibeln auf einen Tisch im OP-Archiv und begann zu suchen. Meine Augen tränten, als ich nach Stunden endlich fertig war. Denn haben die Operateure auch begnadete Hände, ihre Handschrift ist, wie Apotheker aus leidvoller Erfahrung mit unleserlichen Rezepten bestätigen können, zumeist eine Sauklaue. Meine eigenen OPs hatte ich rasch gefunden, doch ich brauchte mich auch als Assistentin. Je wichtiger der jeweilige Operateur sich genommen hatte, desto eiliger, sprich unleserlicher waren jedoch seine Einträge. Die Operationen meiner Chefärztin wären wohl absolute Hieroglyphen für mich gewesen, hätte sie diese selbst gemacht. Doch zum Glück hatte sie sich nicht so weit herabgelassen und stattdessen diese Aufgabe an eine Kollegin mit lieblich gerundeter Zweitklässler-Handschrift delegiert.

Erleichtert stellte ich am Ende meines Archiv-Tages fest, dass ich die vorgeschriebenen Eingriffe des OP-Katalogs alle beisammen hatte, und so plante ich meinen baldigen Abgang. Ich begann als Tagträumerin herumzulaufen und überlegte, wo und wie ich meine Praxis eröffnen würde. Wie würde ich sie einrichten, meine Räume, welchen Touch wollte ich der Praxis geben? Vor allem aber: Wie würde ich mich selbst am besten als Ärztin, der die Frauen vertrauen, verkaufen? Ich ging im Geiste alle Gynäkologen-Typen durch, die ich kannte, um zu entscheiden, welcher Sorte ich in Zukunft angehören wollte.

Meine erste Begegnung mit einer Frauenärztin hatte ich im Alter von achtzehn Jahren gehabt. Ich hatte sie mir damals nicht ausgesucht, meine Mutter hatte mich zu ihr geschickt, weil sie selbst bei ihr in Behandlung war. Da ich keine bessere Idee hatte, ging ich folgsam zu ihr, denn ich wollte unbedingt die Pille. Das schien mir die wichtigste Maßnahme zu sein, um meine sexuelle Freiheit voll auszukosten. Dafür war ich sogar bereit, den gefürchteten Gang zur Gynäkologin auf mich zu nehmen. Ich weiß, das geht noch heute den meisten jungen Frauen so, und auch ich bildete da keine Ausnahme.

Da ich zuvor noch kein einziges Exemplar von Frauenärzten zu Gesicht bekommen hatte, nahm ich an, Frau Wischnewski sei das, was den Durchschnittstypen der Gynäkologin ausmachte. Dabei war sie so ganz anders als die Frauen und die Mütter von Klassenkameradinnen, die ich gewohnt war. Ich dachte, das müsse so sein.

Sie war eine Art Milva im Weißkittel. Ihr langes Wallehaar fiel feuerrot gefärbt über ihre Schultern und war exakt auf die Farbe ihres Nagellackes abgestimmt. Ihre Fingernägel, das konnte ich bei der Farbexplosion darauf gar nicht übersehen, waren lang und ein wenig gebogen. Sie vermittelten den Eindruck, eine Schauspieldiva sei für einen Gastauftritt in der *Schwarzwaldklinik* engagiert worden und nicht bereit, für wahre Authentizität ihre Nägel zu opfern.

Im richtigen Leben hätte sich jede OP-Schwester geweigert, auch nur einen ihrer OP-Handschuhe an sie zu vergeuden. Denn schon beim Überziehen wären sie sofort von diesen Nägeln zerfetzt worden. Ich frage mich heute, wie Frau Wischnewski je ihren Facharzt-Titel hatte erlangen können. Ob sie mit kurz geschnittenen und gebürsteten Nägeln zum OP-Schwester-Appell angetreten war und sich nachher in der Umkleidekabine ihre Nägel einfach wieder angeklebt hatte. Oder ob sie sich erst nach dem Ausscheiden aus der Klinik in jene Tigerin verwandelt hatte, die mir damals gegenüberstand.

Sie war wirklich ein wenig Furcht einflößend. Aber ich hatte eine vielversprechende Liebesnacht vor mir, und dafür war ich bereit, alles zu geben.

»Was hast du für ein Problem?«, fragte Dr. Wischnewski kurz angebunden. Sie duzte mich, was mich damals empörte, denn ich fühlte mich doch so erwachsen.

»Ich brauche die Pille«, sagte ich tapfer.

Ich wusste, ich müsste dafür erst eine eingehende Untersuchung über mich ergehen lassen. Aufgeregt kletterte ich auf den Untersuchungsstuhl.

»Wird es wehtun?«, fragte ich mit Blick auf ihre manikürten Finger und meinte die gynäkologische Untersuchung. Frau Wischnewski dachte wohl, ich meine den bevorstehenden Liebesakt, und schob unverzüglich zwei ihrer Krallen in mich hinein.

»Nein, das dürfte hinhauen«, brummte sie beruhigend.

Dann tastete sie von innen und außen ein wenig an mir herum, und ich wunderte mich, warum ich ihre Nägel nicht spürte. Ich fragte mich, ob sie die Teile einfahren könne oder ob sie aus Weichplastik seien und einfach umklappten, wenn man irgendwo dagegenstieß, wie diese Gummi-Schwerter, die mein Bruder früher, als er noch klein war, geschwungen hatte. Als sie mit der Untersuchung fertig war und mir das ersehnte Rezept hinhielt, war ich begeistert. Ich hatte meine Pille und brauchte mir dank ihrer Krallen keine Sorgen mehr um meine Entjungferung zu machen. Und das Beste daran: Es hatte gar nicht wehgetan.

Trotz dieser bewundernswerten Fingerfertigkeit entschied ich mich dagegen, ein solch bunter Hund zu werden wie Frau Wischnewski. Ich hatte in den vergangenen sechs Jahren meiner Ausbildung festgestellt, dass es eine Gynäkologin wie sie wohl nicht ein zweites Mal geben dürfte. Ich sah mir lieber meine Freundinnen und Ex-Kollegen an, die den Schritt in die eigene Praxis schon gewagt hatten. Vielleicht gab es bei ihnen ein geeigneteres Identifikationsmodell?

Da war beispielsweise Stefan, der nie einer der Überflieger der Abteilung gewesen war. Er war untersetzt, hatte Locken und sah damit aus wie ein dicklicher Harpo von den Marx-Brothers. Er nahm sich immer ausgesprochen viel Zeit für seine Patientinnen. Im alltäglichen Krankenhausablauf machte ihn das zur lahmen Ente. Er pflegte ein gutes Verhältnis zu den Krankenschwestern auf seiner Station, brachte regelmäßig frische Brötchen mit und saß gerne bei Schwester Gunhild hinter der Glasscheibe, um sich ihre mütterlichen Ratschläge anzuhören. In unseren Besprechungen drückte Stefan sich zwar geschliffen aus, redete aber auch dann noch, wenn jeder längst verstanden hatte, worum es ging. Er fragte lieber einmal mehr beim Chefarzt nach, was zu tun sei, und diktierte später stundenlang an seinen OP-Berichten und Arztbriefen herum. Dass er sehr gewissenhaft war, trat hinter seiner Umständlichkeit zurück. Dass ihn seine Patientinnen liebten, auch. Deswegen war unausgesprochen klar, dass sein Vertrag nach Ablauf der Weiterbildungszeit nicht verlängert werden würde. Für ihn muss die Vorstellung, nun auf sich selbst zurückgeworfen zu sein und niemanden mehr zu haben, mit dem er stundenlang bei einer Tasse Kaffee konferieren konnte, entsetzlich gewesen sein. Aber er hatte nach erfolgreicher Facharztprüfung auch keine Lust, sich für eine Oberarztstelle in einem anderen Krankenhaus zu bewerben. Dafür fehlte ihm einfach der Mumm, und Schwester Gunhild konnte er dorthin ja auch nicht mitnehmen. Also beschloss er, die Praxis eines älteren Kollegen zu übernehmen, der aus

Altersgründen den Dienst am weiblichen Unterleib quittierte. So eine Praxis zu übernehmen kostet nicht nur viel Mut, sondern auch viel Geld. Denn die Kartei mit all den Patientinnen-Unterlagen gibt es nicht umsonst. Hier hat der Vorgänger alle wichtigen Details zu den Krankengeschichten protokolliert, und kommt eine der Damen zum Nachfolger, braucht dieser nur den Pappdeckel aufschlagen und ist im Bilde. Heute funktioniert das ganz ähnlich mit elektronischen Dateien. Beiden gemeinsam ist, dass es Informationen nicht umsonst gibt. Solch eine Praxis-Kartei kostete meist sechsstellige Beträge, je nachdem wie viele aktive Patientinnen sich darin fanden.

Dummerweise änderte sich nicht nur Stefans berufliches Umfeld. Seine Frau verließ ihn mit den beiden Kindern, und er hatte plötzlich nicht nur Schulden bei seinem Vorgänger, sondern musste auch noch den Familienunterhalt berappen. An einen Umbau der Praxisräume, wie jeder frisch gebackene Facharzt es sich vorstellt, war nicht zu denken. Statt einen modernen Plexiglas-Tresen am Empfang einzubauen und elektrische Gyn-Stühle zu bestellen, ließ Stefan die Praxis nur einmal weißeln und nahm dann die Arbeit auf. Die Wartezimmereinrichtung war aus den Sechzigerjahren, die Tapete aus den Fünfzigern. Was heute als schicker Retro-Look gilt, war damals irgendwie peinlich. Nicht genug damit, es gab kein Ultraschallgerät und keine elektrische Schublade zur Anwärmung der Untersuchungsspiegel. Stefan behalf sich bei den Spiegeln mit einem Topf warmen Wassers, in das er sie vor der Untersuchung kurz eintauchte. Für ein neues Ultraschallgerät musste er aber offensichtlich mehrere Besuche beim Zahnarzt sausen lassen: Ich sah ihn noch jahrelang auf Fortbildungen mit einem mitleiderregenden abgebrochenen Vorderzahn herumlaufen.

Eine andere Kollegin von mir, Tanja, hatte zwar mehr Geld, aber bei der Renovierung ihrer Praxis wenig Glück. Von ihrer Praxis-Baustelle wurden in einer mondhellen Nacht all ihre schönen, teuren Bad-Armaturen gestohlen. Es war zwar immer noch kein Plumpsklo, was sie nun ihren Patientinnen anzubieten hatte, aber es war immerhin ein finanzieller Verlust. Zudem tapezierten die Malermeister in ihrer Abwesenheit einfach alle Steckdosen zu. Als Tanja mit ihrer Praxiseinrichtung anrückte, fand sie einfach keinen Anschluss für ihre Geräte. Es musste erst jemand mit einem Strommesser gefunden werden, um die Steckdosen einzeln aufzuspüren. Bis die Tapete an allen Stellen aufgeschnitten und wieder ordentlich verarbeitet war, verzögerte sich die Praxiseröffnung um mehrere Tage. Termine mussten abgesagt, Untersuchungen verlegt, aufgebrachte neue Patientinnen vertröstet werden.

Ich hatte keine Lust auf diesen Stress. Weder auf die Renovierung einer Praxis noch auf deren Finanzierung. Ich hatte immerhin Medizin studiert und nicht BWL oder Architektur. Ich kannte mich, ich würde in große Schwierigkeiten geraten, wenn ich versuchte, ein eigenes kleines Unternehmen zu führen (was eine Arztpraxis zwangsläufig ist, mit all den Angestellten und gesetzlichen Vorschriften, die es zu beachten gilt). Mit ziemlicher Sicherheit würde ich nur Miese machen und letztendlich scheitern. Ich beschloss daher, meinen Traum von der eigenen Praxis zu begraben. Stattdessen würde ich mich als Partnerin in einer Gemeinschaftspraxis bewerben oder als angestellte Ärztin.

Damals gab es eine große, neue Frauenarztpraxis in der Stadt, die weibliche Unterstützung für ihr Team suchte. Sie waren dort auf Reproduktionsmedizin spezialisiert, behandelten also Frauen mit Kinderwunsch. Hormonstimulation und Eizellpunktionen und das ganze hoch komplizierte Verfahren einer Fruchtbarkeitstherapie hatte ich in der Klinik bisher nicht kennengelernt. Es war ein Buch mit sieben Siegeln für mich, doch ich war bereit, es aufzuschlagen. Ich wäre nicht ungern zu einer Meisterin der Eizellen geworden. Meine Neugier und mein Fortbildungswille trieben mich also zu einem Vorstellungsgespräch in diese Praxis. Nicht zuletzt musste ich an meine Zukunft denken. Ich hatte die Krankenhauskarriere geschmissen, mich also gegen die Laufbahn als Oberärztin und die Möglichkeit entschieden, später die innovativste und vielseitigste Chefärztin zu geben, die die Welt je gesehen hatte. Wenn schon kein Ruhm, dann wenigstens Geld, dachte ich mir, als ich auf den hypermodernen Praxiskomplex zuschritt. Denn mit unerfülltem Kinderwunsch, das wusste sogar ich als unscheinbares Krankenhausgewächs, ließ sich ordentlich Kohle machen.

In den heiligen Hallen der Fruchtbarkeitsklinik empfing mich Dr. Pohler, ein mittelgroßer Brillenträger mit Popperfrisur. Er war einer der beiden Doktoren, die offensichtlich den Testosteron-Anteil auf Arztseite ein wenig mit Östrogen aufzumischen gedachten.

»Ein solides Vertrauensverhältnis ist die Basis unseres Erfolges. Ein bestimmtes Klientel benötigt dafür allerdings eine originär weibliche Ärztin. Gespräche von Frau zu Frau, Sie verstehen?«

Er klang wie ein Werbefuzzi, dabei zwinkerte er mir verschwörerisch zu. Aber ich erkannte sofort, dass er sich insgeheim darüber ärgerte, dass sein Geschlecht für einige seiner Patientinnen ein Problem zu sein schien. Es gab tatsächlich Frauen, die lieber zu einem weiblichen Arzt gingen? Sein Unverständnis dafür ließ sein Lächeln schnell verblassen. Das restliche Personal bestand selbstverständlich aus geschäftigen Bienen, die mit liebreizender Stimme und zarter Hand das Telefon oder auch den Sterilisator bedienten. Diese Damen sahen alle aus, als seien sie geradewegs von Heidi Klums Laufsteg gestiegen.

Auch die gesamte Einrichtung atmete erlesenen Geschmack und einen gewissen Luxus, ohne aufdringlich zu sein. Hier wurden also Eizellen punktiert und Spermien zentrifugiert, um verzweifelten Paaren doch noch zum ersehnten eigenen Nachwuchs zu verhelfen. Ich fand es allerdings schwer vorstellbar, dass sich hinter einigen der zahlreichen Designertüren mit Edelstahlgriff regelmäßig irgendwelche Männer im Zuge ihrer Fertilitätstherapie einen runterholten. Gerubbel und Gekeuche passten so gar nicht in diese klinisch reine Laboratmosphäre. Sollte ich hier anfangen zu arbeiten, musste ich mir unbedingt merken, welche Türen ich niemals, NIEMALS öffnen durfte, um mir hochpeinliche Einblicke zu ersparen. Ich war noch nie scharf auf männliche Peepshows gewesen.

Abgesehen von den vielen Türen gab es einen unterteilten Wartebereich. Vielleicht, so stellte ich mir vor, wurden in der einen Ecke die noch schwanger zu machenden von den bereits schwangeren Frauen getrennt, damit sie sich nicht gegenseitig in die Quere kamen. Missgunst und Neid stellte ich mir beim Kindermachen äußerst kontraproduktiv vor. Allerdings führte nichts die positiven Bilanzen einer

Kinderwunschpraxis deutlicher vor Augen als die sich rundenden Bäuche ihrer Erfolgspatientinnen. Für eine potenziell von Unfruchtbarkeit bedrohte Frau könnte dieser Anblick womöglich das Vertrauen in die Fähigkeiten ihrer Ärzte ins Unermessliche steigern. Natürlich gab es, um dieses Ziel letztendlich zu erreichen, auch einen eigenen OP. Er lag ein Stockwerk höher, und Dr. Pohler führte mir dort die blitzende Ausstattung vor, wie ein gut geöltes, hochmodernes Waffenarsenal. Die langen, mattsilbern schimmernden Instrumente, mit denen er sonst in den aufgepusteten Bäuchen seiner kinderwünschenden Klientinnen herumstocherte, wirkten auf mich wie überlange, ultrafeine Präzisionsgewehre. Dr. Pohler schwenkte sie so geschickt wie ein Jongleur seine Keulen. Sein Lächeln war stolz und ein wenig beschämt darüber, wie wenig er dies verhehlen konnte. Ich war tatsächlich beeindruckt.

»Wie sieht es mit den Nachtdiensten aus?«, fragte ich beim anschließenden Gespräch in seinem schwarzledernen Arbeitszimmer, um die wichtigsten Eckdaten zu klären.

»Keine Nachtdienste. Nur Telefonbereitschaft. Wir betreuen ja keine Entbindungen, wir leisten nur die Vorarbeiten.«

Das war Musik in meinen Ohren.

»Und wenn es Komplikationen gibt?«

Ich dachte an so unangenehme Dinge wie Überstimulationssyndrom oder Fehlgeburten.

»Bei unserer Behandlung gab es noch nie Komplikationen. Für alles andere gibt es die Krankenhäuser.«

»Und die Wochenenden, was ist mit den Wochenenden?«

»Wir haben das voll im Griff. Nur am Anfang einer hormonellen Therapie, falls von der Patientin eine natürliche Befruchtung angestrebt wird, lösen wir vielleicht mal einen Eisprung am Freitagnachmittag aus. Dann hat das Paar das ganze Wochenende Zeit für den Vollzug. Alles andere, von der Eizellpunktion über die Insemination bis hin zur künstlichen Befruchtung durch ICSI, findet hier von Montag um neun bis Freitag um siebzehn Uhr statt.«

»Und, wie sieht Ihre Schwangerschaftsbilanz aus?« Das war die wohl wichtigste Frage für die Güte dieser Praxis. »Hand aufs Herz«, ermunterte ich ihn.

Dr. Pohler lächelte geschmeidig und kippte seinen Eames-Chair leicht nach hinten.

»Glauben Sie mir«, antwortete er in einem Ton, mit dem er mir verbal auf die Schulter zu klopfen schien, und sah mir tief in die Augen. »Ich hab noch jeder Frau ein Kind gemacht.«

Dieser Satz verfehlte nicht seine Wirkung auf mich.

Von einer Anstellung in dieser Praxis habe ich daraufhin abgesehen.

Ich floh genau in die entgegengesetzte Richtung und entschied mich für eine kleine, intime Praxis im Herzen der Altstadt. Bis auf das hoch auflösende Ultraschallgerät war sie frei von jeglicher Art High-Tech-Medizin. Der hier behandelnde Arzt schwor auf Naturheilkunde und traditionelle chinesische Medizin, was sich auch in der Praxiseinrichtung niederschlug: Sie war in erdigen Gelb- und Rottönen gehalten, in jeder Ecke stand eine Pflanze, und im Arzt- und Wartezimmer plätscherten Zimmerbrunnen freundlich vor sich hin. Als ich das erste Mal dort eintrat, kam ich mir vor, als ginge ich in einen Wellness-Tempel und nicht zum Arzt. Eine, wie ich fand, angenehme Erfahrung. Schrilles Highlight war die Assistentin an der Anmeldung. Sie hieß Juli, hatte hellgrüne Haare und einen Nasenring und war eine Virtuosin in der Technik, Computer und Telefon gleichzeitig freundlich und rasend schnell zu bedienen. Schon nach einer Minute war klar, hier würde ich Wurzeln schlagen.

Mein neuer Chef trug seine Haare schulterlang, von einem orangefarbenen Haargummi im Nacken zu einem Zopf gehalten. Morgens allerdings kam er mit wehender Mähne herein, manchmal mit einem Tuch um den Kopf, das ihn aussehen ließ wie Winnetou. Allerdings hatte er einen nicht ganz so sexy Vornamen. Er hieß Alois und war gefühlt doppelt so alt wie ich. Zudem hatte er eine Vorliebe für rote Unterwäsche. Das fiel mir gleich am ersten Tag auf, als er im gemeinsamen Umkleideraum ganz ungeniert die Hosen runterließ und mir seinen am Eisbach gebräunten Body präsentierte. Ich überlegte, ob er diese Farbe wohl bewusst trug, damit sie das Qi seiner Lenden belebe, oder einfach deshalb, weil seine Frau sie ihm rausgelegt hatte. Erst später erfuhr ich, dass er gar keine Frau hatte. Dafür hatte er sieben Patenkinder in Indien, wohin er einmal im Jahr zum Meditieren fuhr.

»Ich versuche immer, ein Vertrauensverhältnis mit meinen Patientinnen aufzubauen«, erklärte er mir seine nicht wirklich revolutionäre Taktik der Patientenführung. Dabei erzeugte das tiefe Vibrato seines Basses eine erstaunlich wohlige Empfindung in meinem Gehörgang.

»Schau ihnen immer in die Augen, sieh in ihr Gesicht. Dort findest du nicht nur diagnostische Hinweise und unbeabsichtigte Antworten, sondern dann fühlen die Frauen sich ernst- und angenommen.«

Er klang in meinen Ohren beinahe wie ein Priester – oder ein Guru. Gleichzeitig hatten seine Worte etwas von der gezielten Berechnung eines professionellen Verführers. Er grinste.

»Kein Blick zum Computer. Diese moderne Technologie entfremdet uns nicht nur von uns selbst – sie steht wie eine Wand zwischen dir und deiner Patientin. Mach dir nur Notizen und gib die Abrechnungsziffern erst ein, wenn die Patientin das Zimmer verlassen hat.«

Um seine Worte zu verdeutlichen, ließ er mich eine Woche lang bei sich Mäuschen spielen, bevor er mich auf seine Patientinnen losließ.

Ich fand ihn toll. Er wirklich war ein phantastischer Arzt.

Die Frauen hingen an seinen Lippen und wollten sein Sprechzimmer gar nicht wieder verlassen. Kein Wunder, dass sich bis zum Ende der Sprechzeit regelmäßig Wartezeiten von bis zu zwei Stunden ergaben. Sie waren Wachs in seinen Händen. Die meckerige Wechseljahrspatientin oder die panische Frühschwangere, die ungehaltene Späterstgebärende, die Managerin, die ihre Pille nicht vertrug, und auch die Lesbe mit der wiederkehrenden Pilzinfektion: Alle gingen sie zufrieden nach Hause. Abgesehen von ein paar unkonventionellen Vorschlägen und homöopathischen Kügelchen tat er aber nicht viel. Er hörte zu und sprach mit seiner Betörerstimme langsam und bedächtig, als gebe er geheimes Wissen weiter. Wenn je ein Beweis für die suggestiv-heilende Wirkung der Arztpersönlichkeit gesucht worden wäre, in dieser Praxis wäre er zu finden gewesen.

Mir war etwas unbehaglich, als ich das erste Mal allein die Sprechstunde abhalten sollte. Ich war mir völlig im Klaren darüber, dass ich nicht diese heilende Persönlichkeit hatte, die Alois' Damen gewohnt waren. Dennoch setzte ich tapfer mein freundlichstes Gesicht auf und lächelte, was das Zeug hielt. Ich versuchte, meine Stimme entspannt klingen zu lassen, konnte meinen hellen Sopran aber nicht dazu bringen, sich in einen volltönenden Bass zu verwandeln. Außerdem war ich zu jung. Und ich war eine Frau. Was in der High-Tech-Fertilitätspraxis von Vorteil gewesen wäre, hier fühlte es sich verdammt nachteilig an.

Aber die ersten Tage liefen gut. Ich hatte vor allem junge Studentinnen, die zur Krebsfrüherkennung kamen, sowie neue Patientinnen, die froh waren, überhaupt einen Termin bekommen zu haben und die Alois' Wunderpersönlichkeit noch gar nicht kannten.

Als ich mich deshalb in Sicherheit wog und allmählich das Gefühl hatte, dazuzugehören, passierte die Geschichte mit Frau Wiegand. Vielleicht sollte ich Frau Wiegand an dieser Stelle aber auch Sibylle nennen, sie selbst hätte das bestimmt so gewollt.

Es war ein wunderschöner, warmer Spätsommertag. Die Sonne lugte durch alle kleinen Fenster, die die Praxis zu bieten hatte, und überzog die gelb gestrichenen Wände mit purem Gold. Juli hackte wie besessen auf die Computertastatur ein, und ich saß allein im Behandlungszimmer und rief gemütlich eine Patientin nach der anderen auf.

»Frau Wiegand bitte!«

Eine ungefähr vierzigjährige Frau mit langen Locken erhob sich. Sie war nicht sehr groß und trug einen dieser bunten indischen Maxi-Röcke, die mit ihren vielen kleinen

Spiegeln unermüdlich zu blinzeln scheinen. Sie kam mit schwingendem Schritt in mein Behandlungszimmer, musterte mich von Kopf bis Fuß, stemmte die Hände in die Hüften und trällerte gut gelaunt:

»Ja hallo! Wie lange bist'n du schon da?«

Ich sah sie irritiert an.

»Kennen wir uns?«

Sie warf mit einer neckischen Kopfbewegung ihr ergrauendes Lolitahaar auf den Rücken und streckte mir die Hand hin.

»Ich bin die Sibylle. Und wie heißt du?«

Ihr Auftreten verunsicherte mich, und ich hasste nichts mehr, als meine gerade neu gewonnene Sicherheit so schnell wieder abgeben zu müssen. Sibylle lächelte, aber in ihrer Stimme schwang eine deutliche Revier-Rivalität mit, die mich binnen Sekunden auf die Barrikaden brachte.

»Dr. Rappmund, guten Tag«, sagte ich frostig und ergriff ihre Hand.

Ich lächelte auch, als ich nachschob: »Allerdings duze ich mich mit meinen Patientinnen üblicherweise nicht.«

»Wie bist du denn drauf?«, fragte sie und musterte mich durch schmale Augenschlitze. Dann lächelte sie wieder breit.

»Weißt du, der Ali und ich, wir kennen uns seit einer Ewigkeit!«

Dabei zog Sibylle das *E* der Ewigkeit kokett in die Länge und machte einen kleinen Schmollmund. »Wo ist er denn heute? Ich habe gar nicht gewusst, dass er verreist ist. Dann hätte ich doch einen anderen Termin gemacht.«

»Ich habe kurzfristig seine Sprechstunde übernommen. Was fehlt Ihnen denn?« *Abgesehen von Ali,* hätte ich am

238

liebsten hinzugefügt, verkniff es mir aber gerade noch rechtzeitig. Die nachfolgende Untersuchung fand in freundlich kaschierter Feindseligkeit statt, und ich war erleichtert, als ich hinter der eifersüchtigen Widersacherin die Arztzimmertür schließen konnte. Offensichtlich war sie hier die Alpha-Patientin und führte eine recht intensive Arzt-Patientin-Beziehung mit Alois. Und sie hatte nicht die Absicht, ihn mit mir zu teilen. Ich war meinerseits auch nicht scharf darauf, sie als Patientin zu behalten, und wies Juli an, in ihrer Karte einen Vermerk zu machen, dass sie ausschließlich Termine bei Alois bekam. Auf diese Weise, so dachte ich, würde es keinerlei Konflikte mehr geben, und alle wären zufrieden. Sibylle aber ließ mich nicht ungeschoren davonkommen.

»Es hat sich heute eine Patientin bei mir über dich beschwert«, sagte Alois einige Tage später, und ich wusste sofort, von wem er sprach. Seine Stimme hatte die vibrierende Tiefe verloren und klang äußerst gereizt.

»Sie hat mich geduzt!«, sagte ich aufgebracht und erntete einen Blick voller Unverständnis.

»Herrgott! Wenn es das ist, was sie für eine vertrauensvolle Arzt-Patientin-Beziehung braucht …«

Er sah mich nicht an, und sein Kinn schob sich unwirsch nach vorne. Plötzlich sah er nicht mehr Dreitagebart-sexy aus, sondern wie ein alter Freak.

»Und was ist mit mir? Was ist damit, was ich brauche? Ein wenig Rückhalt vielleicht und nicht zuletzt Respekt!«

»Wenn du respektiert werden willst, dann solltest du lernen, einfühlsamer mit meinen Patientinnen umzugehen«, sagte er schneidend und rauschte aus dem Zimmer.

Okay, ich hatte vielleicht nicht gerade Fingerspitzengefühl bewiesen. Womöglich war ich wirklich gerade dabei, seine Praxis in Verruf zu bringen. Es könnte sich herumsprechen, dass dort nun eine biedere Zicke Sprechstunden abhielt, die die magischen Schwingungen, die dort bis dato geherrscht hatten, total neutralisierte. Aber Alois brauchte mich. Eine Woche lang sprach er nur das Nötigste mit mir, dann war der Vorfall vergessen.

Doch ich hatte ihn nun von seiner anderen Seite kennengelernt. Hatte seine Gereiztheit und seine Erwartung unbedingten Gehorsams erkannt. Und da mir plötzlich die Augen geöffnet worden waren, bemerkte ich es täglich. Die beinahe liebevolle Atmosphäre von Mentor und Mündel war einer Geschäftsbeziehung gewichen. Da ich ihn nicht mehr bewunderte, wurde ich behandelt wie Juli oder die Putzfrau: wie eine Angestellte eben.

»Warum klappt denn das nicht mit der rechtzeitigen Mahnung der Privatrechnungen?«, fuhr er Juli eines Morgens an, bevor die Praxis noch eröffnet hatte. »Das müsstest doch selbst du hinkriegen, oder ist das zu viel verlangt? Und wo ist überhaupt das neue Ultraschall-Gel?«

Dann wandte er sich an mich.

»Könntest du mir bitte erklären, warum gestern drei Patientinnen abgesagt haben?«

Er klang eingeschnappt und herablassend in einem, wie eine Primadonna, der es niemand rechtmachen konnte. Doch wenn das Telefon klingelte und eine seiner Patientinnen dran war, schien er wie verwandelt. Sein Bass sprang an, und er schnurrte wie ein dicker Kater ins Telefon.

»Ach Frau Feigel, wie nett!«

»O nein, tatsächlich?«

»Das klingt aber gar nicht gut!«

»Ja, gerne. Kommen Sie doch gleich vorbei.«

»Natürlich schieben wir Sie dazwischen.«

»Und hören Sie auf, sich Sorgen zu machen. Das könnte Ihr Qi schwächen.«

»Nein, nein, wir kriegen das schon hin.«

»Bis später, meine Liebe. Ja. Alles Gute!«

Kaum hatte er aufgelegt, herrschte wieder die andere Tonart. Das war ja beinahe wie bei Dr. Jekyll und Mr Hyde.

Aber ich kannte das. Mein Vater war genauso gewesen. Er war allerdings kein Arzt, sondern Psychologe. Wenn jemand ihn abends bei uns zu Hause anrief und ihm seine Sorgen klagte, troff seine Stimme vor Mitgefühl. Das galt für besoffene Stalker genauso wie für einen Mann, der seine eigene Mutter totgeschlagen hatte. Für eine schlechte Note oder gar einen Verweis im Klassenbuch hatte Paps dagegen keinerlei Verständnis. Er schimpfte mit mir und grollte, sobald er den Hörer aufgelegt hatte.

Alois war vom gleichen Schlag. Mit einem Mal fühlte ich mich, als sei ich nach Hause zurückgekehrt. Denn in Alois' Tonfall schwang der »Solange du deine Füße unter meinen Tisch streckst«-Sound mit, den ich von good old Daddy kannte. Nur dass es jetzt hieß: Solange du deinen Hintern auf einen meiner ergonomischen Praxisstühle quetschst …

Ich gebe es ja zu, Gutmenschentum ist extrem anstrengend. Das hatte ich schon zu Klinikzeiten begriffen. Ich hielt dieses verständnisvolle Getue ja nicht mal einen ganzen Tag lang durch, wie das Beispiel Sibylle Wiegand zeigte. Ich schaffte es nie, mich komplett zurückzunehmen. Deshalb versuchte ich, Verständnis für Alois aufzubringen und seine Art nicht persönlich zu nehmen. Denn auch ihn schien es einige Anstrengung zu kosten, sein Charisma über die Jahre hinweg zu pflegen. Als ich ihn von dieser Warte aus betrachtete, wirkte er auf mich wie jemand, der von seiner eigenen Güte überfordert war. Der endlich auch einmal die Sau rauslassen und unhöflich und egoistisch sein wollte, weil ihn das Bild, das er für seine Patientinnen von sich selbst entworfen hatte, aufrieb und ermüdete. Dieses Dilemma hatten nun wir, sein Praxisteam, auszubaden. Gut, er meditierte jede Mittagspause, um sein inneres Gleichgewicht nicht komplett zu verlieren. Aber er besaß nicht die soziale Kompetenz, morgens mal frische Brötchen für alle oder Obst vom Viktualienmarkt mitzubringen.

Ich blieb aber nicht für immer bei Alois.

Ich wechselte nach einigen Monaten zu einer Kollegin, die begeistert davon war, dass ich neben dem Umgang mit Patientinnen auch den mit Akupunkturnadeln von Alois gelernt hatte. Luise hatte eine riesige Praxis mit vielen Räumen, in denen sie Akupunktur oder Infusionstherapie oder andere, eher den Heilpraktikern zuzurechnende Maßnahmen an ihren Patientinnen durchführte und dafür ordentlich abkassierte. Ich war froh, dass ich neben der normalen Sprechstunde auch ein paar Patientinnen akupunktieren durfte. Frauen, die abnehmen oder mit dem Rauchen aufhören wollten, klebte ich Dauernadeln ins Ohr. Anderen stach ich die Edelstahlnadeln in den Leib, um Menstruationsbeschwerden zu lindern. Manche nadelte ich auch gegen Heuschnupfen. Von dem, was die Patientinnen zahlten, bekam ich allerdings höchstens ein Viertel zu sehen, ich arbeitete für einen mickrigen Stundenlohn. Jeder Handwerker verdiente das Doppelte. Aber Luise jammerte unentwegt, wie schlecht es ihr finanziell ginge.

»Wenn die Krankenkasse meine Gespräche und Beratungen nicht bezahlt, dann muss ich mein Geld eben anders verdienen.«

Sie war eine schlaue Geschäftsfrau, die sich hinter dem harmlosen Ringelpulli einer unkonventionellen Ärztin verbarg.

»Die Schwangeren müssen die Folsäure jetzt selber zahlen«, erklärte sie mir. »Wenn du ihnen diese dicken blauen Packungen hier verkaufst, kriegen wir Prozente.«

Dabei bekam ihr Gesicht einen Ausdruck uneingeschränkter Begeisterung, als hätte sie bei eBay gerade ein wirkliches Schnäppchen geschlagen. Da das, was ich den Frauen aufschwatzen sollte, aber bis zu zehnmal so teuer war wie ein gewöhnliches Folsäure-Präparat, zog ich nicht mit. Ich wusste, Schwangere würden alles dafür tun, damit ihr Kind gesund wird, und wenn sie sich dafür verschulden müssen. An so einem Wahnsinn wollte ich nicht beteiligt sein und boykottierte dieses Zusatzgeschäft. Als Luise das nach einem halben Jahr bemerkte, dauerte es nicht mehr lange, und ich verließ die Praxis freiwillig. Es hatte ganz einfach für uns beide nicht gepasst.

Da stand ich nun auf der Straße, schaute auf die Isar und fühlte mich schlecht. Einerseits, weil ich offensichtlich unfähig war, mich in irgendein Regelwerk einzupassen, das ich nicht selbst entworfen hatte. Andererseits, weil ich die armen Patientinnen der lodernden Geschäftstüchtigkeit von Luise überlassen hatte. Wie gut, denke ich heute, dass ich den Absprung geschafft habe, bevor sie anfing, wie die

Gynäkologin in Doris Dörries Miniserie »Klimawechsel«
ihren Patientinnen auch noch Botox zu spritzen. In die
Stirnfalten versteht sich, nicht in die Vaginalfalten. Ich
kann nur hoffen, dass Luise vor lauter Privatbehandlungen
gar nicht die Zeit gefunden hat, sich diese Filmchen anzusehen. Sie hätten sie garantiert auf dumme Gedanken gebracht.

PRAXISGEFLÜSTER

Nach einem Umzug landete ich bei Heidrun in Frankfurt. Sie war herzlich und nett und hatte zu jedem gynäkologischen Thema etwas zu sagen. Vor allem hatte sie viele Patientinnen. Aus diesem Grund gab sie mir gerne welche ab. Ich hätte es natürlich auch mit einer eigenen Praxis versuchen können. Noch war ich nicht zu alt, so ein Unternehmen zu gründen, aber ich fürchtete mich noch immer davor. Ich wäre ganz allein gewesen, ohne jemanden, mit dem ich die Fälle besprechen oder mir bei Unsicherheiten einen Rat holen konnte. Ich wäre mein eigener doppelter Boden gewesen, mein eigenes Sicherheitsnetz, doch ich bezweifelte, dass ich mich selbst würde halten können.

In den Wartezimmern sitzen immer massenhaft Frauen, die alle etwas von einem wollen: Rat und Hilfe, Diagnosen oder Medikamente, Zuspruch und aufmunternde Worte. Wenn man keinen guten Tag hat (und das kommt bei mir durchaus vor), gibt es keine Möglichkeit, ihnen zu entkommen. Kein Pieper ruft einen plötzlich zu einer OP oder in den Kreißsaal und unterbricht damit dieses dröge »Die Nächste bitte!«. Keine unaufschiebbare Ärztebesprechung kann man hier vorschützen, und kein Kaffeeklatsch im OP-Aufenthaltsraum lenkt einen vom Geschehen ab.

Ich hatte schon längst gemerkt, dass egal, ob ich in Frankfurt, München, Damaskus oder Paris im Sprechzimmer saß, die Nöte der Frauen überall gleich waren. In der Praxis bedeutete das, dass ich andauernd über Sex redete.

Als ich noch Klinikärztin war, hatte ich auf die niedergelassenen Kollegen immer ein wenig herabgeblickt. Was sie taten, erschien mir keine wirkliche Herausforderung zu sein. Denn was konnten sie schon haben, diese freilaufenden Frauen? Krebsfrüherkennung und Babyultraschall saß ich doch auf einer Pobacke ab. Dachte ich. Doch natürlich kam alles wieder einmal ganz anders. Ich wurde total überrumpelt von all den sexuellen Problemen, mit denen meine Patientinnen mich konfrontierten.

Ich denke da an eine junge Studentin, die mit ihrem Kurzhaarschnitt aussah wie Jean Seberg in Godards »Außer Atem«. Durch eine Designerbrille sah sie mir fest in die Augen.

»Wissen Sie, was Fotzenfisting ist?«

Das klang in meinen Ohren recht obszön. Aber ich hatte, ehrlich gesagt, keine wirkliche Vorstellung davon. Ich wollte mich jedoch gerne eines Besseren belehren lassen. Zumal die Frau wohl nicht ohne Grund fragte.

»Nicht wirklich. Wie geht das denn vor sich?«

Jean Seberg lächelte smart, aber nicht anzüglich.

»Das ist eine sehr intensive Sexpraktik, bei der die Vagina extrem mit der Faust gedehnt wird. Ich habe das am Wochenende gemacht. Könnten Sie mal gucken, ob nichts kaputtgegangen ist?«

Klar, gucken konnte ich, das ging immer. Das war meine Bank. Ich fühlte mich wieder auf sicherem Terrain.

»Wissen Sie, meine Freundin und ich sind sehr leidenschaftlich, da wird es schon mal heftig.«

Derart offene Patientinnen sind eher die Ausnahme, und ich wurde rot. Natürlich vor Freude über das entgegengebrachte Vertrauen. Als ich keine Verletzungen finden konnte – offensichtlich hatte ihre Freundin keine Diamantringe getragen –, machte ich den Abstrich.

»Bitte kontrollieren Sie doch auch gleich meine Scheidenflora«, sagte Jean Seberg noch auf der Liege. »Ich achte zwar penibel darauf, dass es beim Sex nicht zur Vermischung von Körpersäften kommt, aber man weiß ja nie.«

Keine Vermischung von Körpersäften beim Sex? Meine Patientin verblüffte mich immer mehr. Ihre Leidenschaft schien sich streng an die Grenzen von Handschuhen, Fingerlingen oder Dental Dams zu halten. Das, so klärte mich die aktive Dame auf, waren zarte Latextücher, die beim Cunnilingus den direkten Kontakt von Mund- und Genitalschleimhaut verhinderten. Körpersäftetechnisch das Beste, was auf dem Safer-Sex-Markt zu haben sei.

Bezüglich ihrer genitalen Gesundheit konnte ich Jean Seberg ebenfalls beruhigen. Sie hatte einen so unauffälligen Intimbereich, als betreibe sie ausschließlich Telefonsex. Und so verließ die existentialistisch anmutende Dame mit dem grauen Rollkragenpullover, von der ich so reichlich dazugelernt hatte, bald mein Sprechzimmer. Bevor sie die Tür hinter sich schloss, zwinkerte sie mir allerdings noch kurz über die Schulter hinweg zu.

Was war das denn?, überlegte ich und fühlte mich plötzlich unangenehm berührt. Hatte sich meine Patientin etwa lustig über mich gemacht? Hatte sie sich diese ganzen Sexspiele vielleicht einfach nur *ausgedacht*?

Eine Frau, die völlig reale, aber ganz anders geartete Probleme hatte, kam ein paar Monate später zu mir. Sie hieß Maria Solano und sprach mit weichem spanischen Akzent.

»Sind Sie verheiratet?«, fragte sie mich, als sie sich mir gegenüber niederließ. Sie war eine gut erhaltene, schwarz gefärbte Sechzigjährige und gehörte damit einer Generation an, in der diese Frage der Code für praktizierte Sexualität war. Nachdem ich sie durch ein deutliches Nicken von meiner Kompetenz überzeugt hatte, seufzte sie tief.

»Mein Freund Manfred nimmt Viagra, wissen Sie.«

Oje, dachte ich und füllte im Geiste schon das Rezept für Gleitmittel und vaginale Östrogensalbe aus. Mit einer solchen genitalen Beanspruchung ist im Alter nicht zu spaßen. Da muss Vorsorge getroffen werden.

»Aber er bekommt trotzdem keinen mehr hoch.«

Ach so.

»Schicken Sie ihn doch erst einmal zum Urologen und Andrologen.«

»Das hat seine Frau doch schon gemacht.«

»Seine Frau?«

»Ja, bei ihr klappte es zuerst nicht mehr. Aber bei mir, wissen Sie, bei mir fühlte er sich immer wohl. Da war er männlich. Ein Hengst. Sie verstehen?«

Ich nickte.

»Er nimmt schon länger Viagra, und es hat immer funktioniert. Bis neulich das Telefon klingelte, als wir gerade dabei waren. Da fiel die ganze Pracht in sich zusammen und war nicht wieder herstellbar.«

»Wer war denn dran? Seine Frau?«, hätte ich am liebsten eingeworfen. Aber das kam natürlich gar nicht infrage.

»Und wie kann ich Ihnen jetzt helfen?«, erkundigte ich

mich stattdessen. Der Zusammenhang zwischen seinen Erektionsproblemen und ihrem Besuch bei mir hatte sich mir noch nicht so ganz erschlossen.

»Manfred will, dass ich jetzt auch Viagra nehme.«

»Sie?«

»Ja. Er denkt, dass ich dann, wie soll ich sagen«, sie sah auf ihre blendend manikürten Fingernägel im French Style und räusperte sich, »*geiler* werde und aktiver, oder so.«

Es ist zwar richtig, dass Viagra auch eine stärkere Durchblutung der weiblichen Geschlechtsorgane bewirkt. Was bei Männern dann zu einem Ständer führt, bleibt bei Frauen aber häufig unbemerkt. Die Libido wird im weiblichen Organismus vor allem vom Gehirn gesteuert, nicht von der Blutversorgung.

»Haben Sie denn keine Lust auf Sex?«

»Doch. Das ist es nicht. Ich bin gern mit ihm zusammen. Es macht mir Spaß, und ich mache dann auch ein bisschen Theater für ihn, wenn Sie verstehen, was ich meine. Aber ihm reicht das nicht mehr. Ich glaube, er will mir einfach den Schwarzen Peter zuschieben.«

»Was meinen Sie damit?«

»Ich soll zugeben, dass es an mir liegt. Dann soll auch ich Viagra nehmen. Damit wir gleichberechtigt sind oder so was in der Art. Ich glaube, dann könnte er vielleicht wieder funktionieren. Was meinen Sie?«

Wie so oft bei Sexproblemen ging es hier eigentlich um die Beziehung der beiden. Sie waren seit über fünfzehn Jahren zusammen und hätten eine Paarberatung benötigt. Doch ich hatte keine Ahnung, ob Therapeuten heimliche Geliebte mitbetreuten oder nur verheiratete Paare. Oder ob sie sich womöglich nicht besser gleich zu dritt auf die

Couch setzen sollten. Aber ich hörte mir Maria Solanos Geschichte an. Sie wurde länger und komplizierter, und es wunderte mich nicht, dass der Mann zwischen den beiden Frauen zusammengebrochen war. Vielmehr sein bestes Stück. Es wurde aber auch klar, dass er nicht einmal unter Gewaltandrohung für eine Psychositzung zu gewinnen wäre. Und dass er sich nicht für eine der beiden entscheiden würde.

»Er wird seine Frau nie verlassen«, erklärte Frau Solano und schien dabei recht zufrieden zu sein. Offensichtlich legte sie keinen gesteigerten Wert darauf, Manfreds Stinkesocken zu waschen.

»Was soll ich also tun?«, fragte sie mich. »Soll ich nicht doch einfach welche von seinen Viagra nehmen, damit er beruhigt ist?«

»Auf keinen Fall! Echtes Viagra kann den Blutdruck senken, und ich glaube nicht, dass Ihnen damit gedient wäre, wenn Sie auf Ihrem Geliebten in Ohnmacht fielen.«

Ich überlegte kurz, ob ich die Viagra-Placebos empfehlen sollte, die es im Internet zu kaufen gab. Entschied mich aber dagegen. Es war einfach zu absurd.

»Dann nehme ich eben blaue Smarties und sage ihm, das sei Viagra speziell für Frauen«, entschied Maria Solano, die offenbar Gedanken lesen konnte. »Die schmecken wenigstens auch noch lecker.«

Dass der Ehemann gleich mit zur Frauenärztin kommt, ist eher die Ausnahme. Wenn es dennoch vorkommt, dann kann das eigentlich nur zwei Gründe haben: Entweder ist die Frau schwanger, oder sie spricht kein Deutsch.

Bei der zierlichen Äthiopierin, die mich aufsuchte, gab es

aber noch einen dritten Grund: Sie funktionierte nicht, wie ihr Mann es sich wünschte. Er war ein junger Deutscher, mit Vollbart und warmen Augen, der sehr leise sprach und sie liebevoll ansah.

»Ich habe sie auf einer Studienreise kennengelernt und mich sofort in sie verliebt. Sie ist noch nicht lange in Deutschland, wir haben erst vor einem halben Jahr geheiratet. Sie ist mein Ein und Alles.«

Er streichelte ihr Gesicht, und sie lächelte leicht. Sie war tatsächlich wunderschön. Sie hatte sich in ein großes, buntes Tuch gehüllt, unter dem sie mit kohlschwarzen Augen hervorblickte. Ihre Hände waren schmal und zartgliedrig und ließen auf einen gazellenartigen Körperbau schließen.

»Es gibt da nur ein Problem.« Der junge Softie räusperte sich.

»Wir hatten noch nie Sex. Kein einziges Mal. Ich bin wirklich zärtlich zu ihr und tue alles, damit sie sich entspannt. Aber immer, wenn ich so weit bin, kriegt sie Angstzustände. Sie fängt an zu weinen und schiebt mich von sich, und natürlich ziehe ich mich dann zurück. Aber so kann das doch nicht weitergehen.«

Ich warf einen Blick auf die junge Frau. Ob sie wusste, was hier verhandelt wurde?

»Was sagt sie denn dazu?«

»Sie sagt, sie liebt mich und sie will es ja auch. Aber dann, im letzten Moment, da bekommt sie Angst.«

»Haben Sie Schmerzen?«, fragte ich auf Englisch, und die Äthiopierin schüttelte den Kopf.

»Bitte untersuchen Sie sie und sagen mir, was nicht mit ihr stimmt«, bat der Mann, und seine Vollbartspitzen zitterten vor Sorge.

Scheu wie ein Reh huschte die Frau auf den Untersuchungsstuhl, und ich tastete sie behutsam ab. Ich fand nichts. Keine krankhaften Veränderungen, keine Infektionen. Sie war allerdings noch Jungfrau.

»Mit Ihrer Frau ist soweit alles in Ordnung«, erklärte ich ihrem liebenden Gatten.

»Das ist alles?« Er sah enttäuscht aus, und ich bemerkte einen wütenden Unterton. »Können Sie denn gar nichts machen?«

»Geben Sie ihr Zeit. Das ist doch alles neu für sie hier. Und wahrscheinlich hat sie auch noch Heimweh.«

»Wir fliegen Weihnachten wieder zu ihrer Familie. Aber so lange kann ich nicht warten. Können Sie ihr nicht Valium oder irgendwelche Tropfen verschreiben, damit sie ruhiger wird?«

Hatte ich mich verhört? Verlangte dieser Softie wirklich von mir, dass ich seine Frau ruhigstellte, damit er sie problemlos bespringen konnte? In was für Zeiten lebten wir denn? Mag sein, dass die exotische Schönheit ihn nur geheiratet hatte, um dem armseligen Leben in Äthiopien zu entkommen. Aber das machte sie noch lange nicht zu seiner Sexsklavin.

»Vielleicht sollten Sie es einmal mit einer Paar- oder Sexualtherapie versuchen«, schlug ich vor und reichte ihm die Visitenkarte einer Englisch sprechenden Kollegin. »Und was das Beruhigungsmittel für ihre Frau angeht: Ohne mich. Ich verschreib doch keine k.-o.-Tropfen.«

Neben der Sexthematik waren Frauen in den Wechseljahren für mich die zweite große Herausforderung in der Praxis. Ich kannte sie nicht, hatte sie im Krankenhaus niemals zu Gesicht bekommen. Und jetzt hatte jede dritte Frau, die ich aufrief, Klimakteriumsbeschwerden. Was, so fragte ich mich, konnte an den Wechseljahren denn so schlimm sein?

Es waren die Medikamente.

Die Pharmafirmen hatten die Frau in der Mitte des Lebens als Zielgruppe erkannt und den Markt mit Hormonmittelchen überschwemmt, die mich vollkommen konfus machten. Ähnlich wie bei den Antibabypillen gab es unterschiedliche Zusammensetzungen und verschiedene Dosierungen. Dann unterschied man noch die Tabletten von den Pflastern.

Bei Alois in der Praxis war ich noch davon verschont geblieben, da er die Therapie mit Hormonersatz aus guten Gründen ablehnte. Also drückten wir den Inhalt der Probepackungen, die aufdringliche Pharmavertreter vierteljährlich in der Praxis hinterließen, immer in die Blumenkübel. Wohl deshalb sah es in der Praxis aus wie in einem Gewächshaus, so sehr schossen die östrogengedopten Palmen in die Höhen. Die wechseljährigen Damen beriet ich auf Alois' Geheiß über Soja und Rotklee, das sie schlucken, schmieren oder als Teeaufguss trinken konnten. Ich empfahl ihnen Yoga und eine ausgewogene Ernährung und überließ sie ansonsten den warmen Wogen des Klimakteriums.

Anders Heidrun.

Sie war selber gerade mitten im Wechsel, vermutete ich, da sie häufig mit hochrotem Kopf im Sprechzimmer saß. Aus Rücksicht auf ihre halb nackten Patientinnen, konnte sie jedoch nicht andauernd ein offenes Fenster haben. So glühte sie tapfer vor sich hin.

Heidrun hatte nichts gegen Hormone, solange sie die

nicht selber einnehmen sollte. Und sie verschrieb sie ihren Patientinnen bei den leisesten Beschwerden. Sie sollten nicht so leiden wie sie selbst. Es gab einen Schrank in ihrem Zimmer, der bis obenhin voll war mit Pharmaproben. Ihn nur aufzumachen grenzte schon an Selbstmord, denn man wurde von den herunterfallenden Schachteln schier erschlagen.

Viele meiner Wechseljahrs-Patientinnen klagten darüber, dass sie sexuell gesehen völlig lustlos waren. Sie tranken lieber ein Glas Wein und hielten Händchen, als sich mit ihren Männern zwischen den Laken zu wälzen. Andere wurden depressiv, wieder andere aggressiv.

Ich hatte keine Ahnung, was welcher Frau denn nun helfen würde, und probierte einfach drauf los. Ich verschrieb den Frauen, die eine Hormonersatztherapie wollten, auf gut Glück mal das eine, mal das andere Medikament und machte mir eine Strichliste, welches am besten ankam. Der absolute Favorit der Damen war eine Spritze namens *Gynodian*. Es gab Patientinnen, die wie Süchtige an der Nadel hingen.

»Frau Doktor, ich brauch wieder meine Spritze. Ich werde sonst depressiv. Außerdem bin ich damit eine Granate im Bett!«

Dass das Mittel einen Testosteron-Abkömmling enthielt, womöglich die Stimmlage senkte oder Haarausfall verursachte, schreckte die wenigsten ab. Doch dann kamen die schlechten Nachrichten über die Risiken der Hormonersatztherapie, und alles war plötzlich anders. Die Frauen wollten ihre Wechseljahre wieder hormonfrei überstehen und fühlten sich dabei wie Heldinnen. Dabei hatten viele von ihnen nichts anderes als Hitzewallungen.

Diese Hitzewallungen waren mir erst recht ein Rätsel.

»Woher kommen denn diese Schwitzattacken?«, fragten mich die Frauen, und ich musste passen. Ich hatte keine Ahnung. Natürlich gab es Erklärungen über die Umstellungen des vegetativen Nervensystems. Aber was wirklich passierte, verstand ich nicht. Dass man darunter so stark leiden konnte, auch nicht. Warum sollte es denn so schrecklich sein, wenn einem warm wurde? Ich selbst hatte immer kalte Hände und eisige Füße, ein Umstand, der nicht nur mein Liebesleben beeinträchtigte, sondern auch in meinem Beruf ziemlich unpraktisch war. Ständig musste ich mich entschuldigen, wenn ich einer Patientin meine kalte Hand auf den Bauch legte. Ich hätte gerne mal hin und wieder so eine Hitzewallung gehabt. Aber nein.

Was also sollte ich zu all den Beschwerden meiner Klimakterierinnen sagen? Konnte ich etwas dafür, dass der liebe Herrgott beschlossen hatte, den Frauen früher den Hormonhahn zuzudrehen als den Männern?

Frau Baumann war eine solch unzufriedene Heldin wider Willen. Sie kam in mein Sprechzimmer gerauscht, tupfte sich das Gesicht mit einem Tuch ab und sah mich missmutig an.

»Sie müssen mir was gegen diese innere Hitze verschreiben. Ich halte das einfach nicht mehr aus. Ich zerfließe, sehen Sie nur.«

Sie hob ihre Arme und präsentierte frisbeegroße Flecke von Achselschweiß. »Ich ZERFLIESSE!«

Da war mit Soja und Klee wahrscheinlich kein Blumentopf zu gewinnen.

»Wie wäre es denn mit einem zeitlich begrenzten Versuch mit natürlichen Östrogenen?«, fragte ich.

»Sie meinen das Zeug aus dem Urin der armen, trächtigen Pferde, die beinahe verdursten, weil man eine höhere Hormonkonzentration in ihrem Pipi erzielen möchte?«

Okay, einer so gut aufgeklärten Dame kann man nichts vormachen, dachte ich.

»Das muss natürlich nicht sein, es gibt auch synthetische Produkte«, lenkte ich ein und dachte an den gut gefüllten Arzneischrank von Heidrun. Sie verschrieb die kleinen Pillen unerschrocken weiter, jedoch nie über einen Zeitraum von mehr als 5 Jahren.

»Sie wollen wohl, dass ich Brustkrebs kriege oder gleich einen Herzinfarkt? Was für eine Ärztin sind Sie eigentlich?«

»Dann würde ich Ihnen den Salbeitee empfehlen. Trinken Sie ihn regelmäßig und machen Sie abendliche Waschungen damit. Wenn Sie dann noch ein wenig autogenes Training machen, haben Sie Ihr Nervenkostüm bald wieder im Griff.«

»Nervenkostüm? Was wollen Sie denn damit sagen, Frau Doktor? Wie haben Sie das jetzt wieder gemeint? Ich glaube, Sie nehmen meine Beschwerden nicht ernst genug.«

Ich konnte es dieser Dame einfach nicht rechtmachen.

Und das war das andere Merkmal der Wechslerinnen: Sie waren nur noch gereizt. Es war wirklich kaum zu ertragen. Dabei meinten sie es gar nicht so. Allein der Hormonentzug war an allem schuld. Nicht umsonst wird diese turbulente Phase auch »die zweite Pubertät« genannt.

Anfangs nahm ich die Triaden, die Vorwürfe und Anklagen persönlich. Aber natürlich meinten meine Patientinnen nicht mich, wenn sie sich lauthals beklagen. Sie übertrugen nur ihren Ärger auf mich: den Ärger auf ihren

Mann, auf ihre pubertierenden Kinder, auf den Chef oder auf Gott und die Welt. Und ich, ich sollte darüberstehen. Ich sollte das alles an mir abperlen lassen, als hätte ich die Oberfläche eines Lotusblattes. Aber ich schaffte das nicht. Jedenfalls nicht immer. Wenn mich drei dieser heißblütigen Damen nacheinander angemeckert hatten, geriet meine feine Zurückhaltung ins Wanken. Schließlich bin ich auch nur ein Mensch. Ich wurde selbst wütend, und zwar auf sie. Ich reagierte mit exakt der Gegenübertragung, die unter Ärzten so gefürchtet ist.

»Machen Sie doch, was Sie wollen«, blaffte ich sie irgendwann an.

Ich gebe es zu, nicht gerade eine Meisterleistung an Souveränität.

Mein Problem war nur, dass ich weder Verständnis für ihre Situation hatte, noch wirklich Erfahrung damit. Ich war einfach zu jung. Meine Kinder pubertierten noch lange nicht, und die Wechseljahre meiner Mutter hatte ich nie bewusst miterlebt. Ich kannte nur die medizinischen Theorien, aber die ergingen sich in gloriosem Understatement:

• Wechseljahre sind keine Krankheit.
• In anderen Kulturen gibt es sie gar nicht.

Aber nur deshalb, weil die Japanerinnen sie nicht hatten, verschwand die Wechseljahrsproblematik nicht aus meinem Wartezimmer, egal wie viel Soja meine Patientinnen futterten. Und ehrlich gesagt wäre Heidrun entsetzt gewesen, hätte das so funktioniert. Denn mit der Abschaffung der Wechseljahre wäre der Umsatz in der Praxis empfindlich eingebrochen.

Trotzdem war ich erstaunt, wie gern die Problematik auch verdrängt wird.

»Mir geht es sehr schlecht, seit ich meine Pillen nicht mehr nehme«, erklärte mir Frau Homberg, eine zweiundfünfzigjährige Patientin. Sie saß zerschlagen und mit hängendem Kopf auf dem Stuhl vor meinem Schreibtisch.

»Wann haben Sie denn Ihre Hormontabletten abgesetzt?«

»Hormontabletten? Nein. Ich habe die Antibabypille genommen.«

Die Pille bis 52?

»Und jetzt schlafe ich schlecht und fühle mich deswegen müde und gereizt. Als hätte ich andauernd PMS. Ach, und meine Tage habe ich auch nicht mehr. Ich bin doch jetzt nicht noch schwanger geworden, oder?«

»Sie sind in den Wechseljahren.«

»Nein. Völlig unmöglich. Bis vor zwei Monaten war doch noch alles normal.«

»Sie haben die Pille genommen.«

»Ja eben. Also machen Sie bitte einen Schwangerschaftstest. Bitte!«

»Das ist völliger Unsinn.«

»Ich werd verrückt, wenn ich jetzt noch ein Kind kriege.«

»Das werden Sie nicht.«

»Beweisen Sie es mir.«

Ich gab nach. Und natürlich war der Test negativ.

»Warum bin ich nicht schwanger?«, fragte Frau Homberg vorwurfsvoll. »Ich dachte, ich bin schwanger?«

Als sei ich dafür verantwortlich zu machen. Sie sah mich völlig verstört an. Dann brach sie in Tränen aus.

»Ich will sofort wieder die Pille«, schluchzte sie.

Sie hatte natürlich vollkommen verdrängt, dass sie mit der chemischen Simulation eines biologischen Zyklus, die jede Pille bewirkt, ihre wahre Fruchtbarkeit jahrelang unterdrückt und nun das Ende gar nicht mitbekommen hatte. Sie war untröstlich. Also verschrieb ich das erste und einzige Mal eine Hormonersatztherapie aus psychischen Gründen.

Nicht immer aber waren es hormonelle Fragen, die ich mit den Wechseljährigen zu diskutieren hatte.

»Ist es gefährlich, sich das Schamhaar zu färben?«, fragte mich Frau Olsen. Sie war neunundfünfzig Jahre alt, ihre Stirn war botoxglatt, und sie hatte es offenbar satt, sich unter Schmerzen die weiß werdenden Schamhaare einzeln auszureißen.

Das war eine Frage, auf die ich überhaupt keine Antwort wusste. Natürlich kannte ich die Studien über den Zusammenhang von Haarfärbemitteln und Blasenkrebs. Aber die Gefahr schien proportional mit der Häufigkeit der Anwendungen zu steigen und betraf die Färbemittel auf der Kopfhaut. Ich stellte es mir nicht gerade angenehm vor, wenn etwas von dem Haarfärbemittel an die genitale Schleimhaut käme. Vielleicht brannte das höllisch. Vielleicht aber auch nicht. Wurde über die Schleimhäute aber vielleicht mehr von den ungesunden Aminen aufgenommen? Ich tappte völlig im Dunkeln. Und ich sah auch den Leidensdruck nicht so sehr. Zugegeben, auch mit neunundfünfzig kann es einen sexuellen Neuanfang geben. Und nicht jede, die ihr Haupthaar färbt, hat auch den Mumm, diese künstliche Jugendlichkeit durch silbernes Schamhaar zu entkräften.

»Also, was meinen Sie, Frau Doktor?«

Ich druckste herum, denn ich sah in mir nicht gerade eine Trendsetterin in Sachen Intimfrisur.

»Also, die jungen Frauen ... die ganz jungen, meine ich,
denn Sie, Sie zählen ja weiß Gott noch nicht zum alten
Eisen ... Also die jüngeren, um es mal so auszudrücken, die
tragen ja gar keine Haare mehr«, stotterte ich in meiner
Verzweiflung.

»Sie meinen, ich soll mich da unten rasieren?«

Ich hatte das eigentlich nicht ganz ernst gemeint. Aber
die Dame runzelte, soweit das Botox es zuließ, nachdenk-
lich die Brauen und sah an sich herunter.

»Kommt gar nicht in Frage! Dann sehen ja alle in der
Sauna meine schrumpeligen Schamlippen. Ich müsste
schon meine gesamte Intimzone liften lassen!«

Ich hatte diese Webseiten selbst gesehen. Hatte verblüfft
über die Möglichkeit einer G-Punkt-Vergrößerung durch
Unterspritzung, einer Aufpolsterung der Schamlippen durch
Eigenfett und eines Vagina-Liftings gestaunt. Gerade als ich
überlegte, welches It-Girl denn wohl dämlich genug sei,
Wert auf eine Verschönerung ihrer Intimregion zu legen,
kniff Frau Olsen ihre nicht vorhandenen Krähenfüße zusammen und erkundigte sich hoffnungsvoll: »*Sie* spritzen
doch auch Schamlippen auf, oder?«

Zu meiner Klinikzeit war es noch ungewöhnlich, wenn
man mehr Zeit als nötig darauf verwandte, nach einem
Dammschnitt nicht nur die Funktionalität, sondern auch
die optische Symmetrie des Genitalbereichs wieder exakt
herzustellen. Ich hatte damals immer sehr genau darauf ge-
achtet, die Reste des Jungfernhäutchens, die wie kleine rosa
Rüschen den Scheideneingang jeder Frau schmücken, wieder exakt aneinander zu nähen. Aber selbst bei den weniger
sorgfältigen Kolleginnen oder nach komplizierten Damm-
rissen war es nie zu einer Reklamation gekommen. Jetzt

fragte ich mich, ob es inzwischen wohl zu einer steigenden Anzahl juristischer Auseinandersetzungen wegen »genitaler Verstümmelung« durch eine Entbindung kam. Es soll ja schon Kaiserschnitte aus vaginal-kosmetischen Gründen gegeben haben.

Zumindest schien es mir denkbar, dass es mittlerweile zur kleinen Vaginalchirurgie im Kreißsaal dazugehörte, gleich ein Vagina-Lifting mitzumachen. Die entbindenden Mütter wurden schließlich auch immer älter.

»Tut mir leid, damit kann ich nicht dienen«, sagte ich. Ich hatte es in der Klinik nicht mal auf eine einzige Scham-lippenplastik gebracht. Den Aufschwung der Intimchirurgie hatte ich wirklich total verpennt.

»Schade«, sagte Frau Olsen und biss sich auf die Lippen. »Aber dann lass ich auch die Haare dran. Da bleibe ich lieber authentisch. Zumindest untenrum.«

WIE WERDE ICH EIN KIND LOS
IN SECHS WOCHEN?

»Machen Sie das weg, ja?«

Was klang, als weise ein Restaurantgast die Bedienung auf einen Fleck auf seinem Resopaltisch hin, war die Bitte einer verzweifelten jungen Frau namens Saskia. Sie saß vor meinem Schreibtisch und erklärte mir, warum ein Kind gerade überhaupt nicht in ihr Leben hineinpasste. Sie bat mich darum, eine Abtreibung vorzunehmen. Aber natürlich war das alles gar nicht so einfach. Ich meine, ich konnte keinen großen Lappen nehmen, einmal über die gute Frau hinwegwischen, und alles wäre wieder so, wie es vorher war: sauber, rein und unbefleckt. So eine Schwangerschaft hinterlässt immer Spuren. In der Gebärmutter einer Frau und in ihrer Seele. Manchmal mehr und manchmal weniger ausgeprägt.

Ich hatte mal eine Patientin, die kam dreimal im Jahr. Sie war klein und pummelig und immer stark geschminkt. Kaum war ein Vierteljahr vorbei, saß sie wieder im Sprechzimmer und war schwanger. Aber natürlich hatte sich ihre persönliche und finanzielle Situation nie verbessert, natürlich passte das Kind wieder nicht, und natürlich wollte sie wieder eine Abtreibung. Ich bin wirklich für die Selbstbestimmung der Frau und dichte nicht jeder mehrfach geteilten Eizelle bereits eine Seele an. Aber das ging auch mir zu weit. Was dachte die sich eigentlich? Lebte ihr ungezügeltes erotisches Leben aus, und ich durfte mich dann mit den Kollateralschäden beschäftigen? Es schien, als sei das einzige Verhütungsmittel, das ihr bekannt war, die Saug-Kürette der Frauenärztin. Ich fühlte mich als letzte Feuerwehr missbraucht und merkte gar nicht, dass sie ihre Skrupel bei der Sache ganz gekonnt auf mich übertrug.

»So kann das nicht weitergehen. Sie treiben Raubbau an Ihrem Körper«, predigte ich. Vielleicht, so dachte ich, könnte ich sie über ihre Körperlichkeit erreichen. »Lassen Sie sich bei der Ausschabung doch gleich eine Spirale legen. Das spüren Sie gar nicht.«

»Kommt überhaupt nicht in Frage! Ich will keinen Fremdkörper in meinem Bauch«, protestierte die Patientin.

»Aber statistisch gesehen erhöht sich die Wahrscheinlichkeit, dass es Komplikationen bei dem Eingriff gibt, mit jeder weiteren Abtreibung.«

»Bei mir ist noch nie was passiert.«

»Ich kann Ihnen nach diesem Ausschabungsmarathon jedenfalls nicht garantieren, dass Sie später einmal problemlos Kinder kriegen können.«

»Das sehen wir dann«, meinte sie nur.

All meine Argumente, bereits vorher eine Schwangerschaft zu verhüten, prallten an ihr ab wie an einem hübschen, bunten Flummi. Ich konnte sicher sein, dass sie genauso immer wieder in meine Praxis zurückspringen würde.

Als ihre behandelnde Ärztin durfte ich den Eingriff aber nicht selbst durchführen. Ich hätte es auch gar nicht gekonnt, ich operierte ja nicht mehr. Ich schickte meine Patientinnen also immer zu Julia, einer Kollegin, die in einem

Ambulatorium kleinere Eingriffe durchführte. Eine Abtreibung ist zwar ein rechtswidriger Vorgang, er bleibt aber straffrei, solange er in den ersten zwölf Schwangerschaftswochen stattfindet. Da die meisten Frauen ihren Zustand nach Ausbleiben der Regel in der fünften bis sechsten Schwangerschaftswoche feststellen, bleiben noch sechs Wochen, um zu handeln. Die Flummi-Patientin kannte das Prozedere bereits aus dem Effeff. Selbstbewusst nahm sie mir die Überweisungsscheine aus der Hand und verabschiedete sich schnell. Ein Wunder, dass sie nicht »Bis zum nächsten Mal!« sagte.

Saskia aber war nicht so forsch. Sie weinte. Und sie war in der siebten Woche. Ich wies sie also auf eine Beratungsstelle hin und gab ihr die Überweisung für meine Kollegin mit.

Sie sah mich aus geröteten Augen an, nahm die Zettel und ging.

Eine Woche später saß sie wieder vor meiner Tür.

»Könnte ich das Kind noch einmal sehen?«

Ich hielt das für keine so gute Idee.

»Meinen Sie wirklich? Es könnte Sie stark belasten, wenn Sie später den Eingriff vornehmen lassen.«

»Ich möchte es aber sehen. Bitte.«

Ich machte also schnell den Ultraschall. Der Embryo sah aus wie ein unförmiges Gummibärchen.

»Hat es sich gerade bewegt? Ich glaube, es hat sich bewegt, oder?«

Ich zog den Ultraschall-Stab aus Saskias Unterleib und wischte das Gel ab.

»Waren Sie denn schon zur Blutabnahme?«, fragte ich trocken.

»Ja«, antwortete Saskia, und das Lächeln, das eben noch auf ihrem Gesicht gelegen hatte, fiel herunter. Die OP-Vorbereitungen bei Julia liefen anscheinend auf Hochtouren.

»Wann ist der Termin?«, erkundigte ich mich.

»Nächste Woche Donnerstag.«

Irgendwie war mir nicht ganz wohl bei der Geschichte.

»Und Sie sind sich ganz sicher?«

»Ja«, sagte Saskia und schluckte. »Ganz sicher.«

Ich ließ sie kopfschüttelnd gehen. Ich war überzeugt, dass sie einen Fehler machte. Sie war – anders als meine Flummi-Patientin – genau der Typ von Frau, der unter der Abtreibung ein Leben lang leiden würde. Sie würde immer genau wissen, wie alt ihr ungeborenes Kind gerade wäre, hätte es das Licht der Welt erblickt. Oder sie würde, sollte sie später einmal einen Sohn haben, sich immer fragen, ob sie damals ein Töchterchen geboren hätte.

Als mich am Donnerstagabend dann Julia anrief, war ich nicht wirklich erstaunt.

»Stell dir das mal vor: Heute hatte ich eine deiner Patientinnen auf dem Tisch. Sie war schon vorbereitet und festgeschnallt und alles. Aber als sie die Narkose kriegen sollte, hat sie geheult wie ein Schlosshund. Ich hab sie also wieder runtergeholt und ihr gesagt, sie solle sich anziehen und einmal um den Block gehen. Und als sie wiederkam, entschuldigte sie sich und ging einfach wieder, wie sie gekommen war.«

»Da hat sie wohl ihre Meinung geändert.«

»Ja, aber in allerletzter Sekunde!«

»Besser spät als nie, findest du nicht?«

»Doch«, Julia seufzte. »Natürlich. Du hast ja recht.«

Solche Szenen wären damals während meines Studiums in Frankreich undenkbar gewesen. Rauf auf den Tisch, runter vom Tisch? Keine Chance. Die zogen das knallhart durch. Allerdings wurde auch nicht bei jedem Abbruch eine Ausschabung vorgenommen. Dort schworen die Frauenärztinnen auf die Abtreibungspille, mit der man eine Schwangerschaft bis zur siebten Woche medikamentös beenden konnte. Zuerst kamen die Frauen zur Untersuchung und zur Datierung ihrer Schwangerschaft in die Klinik. Ein paar Tage später saßen sie wieder im Gang vor der gynäkologischen Ambulanz, aufgereiht wie die Hühner auf der Stange. Eine Ärztin verteilte die Pillen, als gäbe sie eine Runde Bonbons auf einem Kindergeburtstag aus. Die Patientinnen mussten ein paar Stunden in der Klinik zur Überwachung bleiben. Dann wurden sie mit Schmerzmitteln nach Hause geschickt, wo sie bang entschlossen auf das Einsetzen ihrer Blutung warteten. Es sollte sich natürlich anfühlen. Wie eine verspätete Periode. Aber jede wusste, dass es eine künstlich eingeleitete Fehlgeburt war.

Ich finde es wirklich ungerecht, dass die Biologie die Frauen immer wieder in diese schwierige Situation bringt. Männer haben mit den Folgen unkontrolliert lustvoller Liebesspiele niemals ein Problem. Zumindest nicht körperlich oder moralisch. Und auch nicht in jedem Fall finanziell. Wenn es eine Frau unvorbereitet trifft, dann hat sie gleich in dreifacher Hinsicht den Kürzeren gezogen. Das ist eine volle Breitseite, der nicht jede gewachsen ist. Aus dem Dilemma, in das eine ungewollte Schwangerschaft sie stürzt, muss sie einen Ausweg suchen. Dabei greift sie durchaus auch mal zu unorthodoxen Maßnahmen.

Ich denke da an eine Studentin, die mich wirklich an die

Grenzen meiner Geduld brachte. Sie hatte das breitflächige Gesicht einer Keira Knightley und auch ihren verwundbaren Blick. Als ich ihr sagte, sie sei in der sechsten Woche schwanger, sah sie mich mit einem irgendwie verträumten Ausdruck an.

»Freuen Sie sich gar nicht?«

»Ich weiß nicht«, antwortete sie zaghaft.

Hätte sie einen Freudentanz aufgeführt, ich hätte schon mal Blut abgenommen für die Untersuchungen, die im Mutterpass vorgesehen sind. So aber wollte ich lieber abwarten, wie sie grundsätzlich zu ihrer Schwangerschaft stand.

»Was wollen Sie also tun?«

Sie sah mich stumm an. Nicht wirklich gesprächig, die Kleine, dachte ich und reichte ihr die Hand.

»Ich denke, Sie schlafen erst einmal darüber. Dann kommen Sie nächste Woche wieder, und wir besprechen das Ganze. In Ordnung?«

Keira nickte und schlich von dannen. Ihr langer Batikrock flatterte verwirrt hinter ihr her.

Sie kam erst zwei Wochen später. Leicht geduckt saß sie vor mir und lächelte mich an. Automatisch zog ich ein Blanko-Exemplar des hellblauen Mutterpasses hervor. Dieses Lächeln schien mir auf eine glückliche Mutter-Kind-Zukunft hinzuweisen.

»Wann können Sie die Abtreibung machen?«, fragte Keira. Ihr Lächeln war offensichtlich ein Ausdruck von Zufriedenheit, nachdem sie sich zu einer Entscheidung durchgerungen hatte. Schnell schob ich den Mutterpass in seine Schublade zurück.

»Das macht meine Kollegin. Ich überweise Sie dorthin und an die Beratungsstelle.«

»Ach, Sie machen das gar nicht?«

Das Lächeln versackte in den rehdunklen Kulleraugen. Ich hatte nicht den Eindruck, als würde sie meinen weiteren Erklärungen folgen. Am Ende meines Vortrags griff Keira wortlos und wie in Zeitlupe nach den Papieren.

»Ich sehe Sie dann zur Nachuntersuchung«, sagte ich und schickte ein aufmunterndes Lächeln hinterher. Irgendwie hatte ich das Gefühl, nicht ganz zu ihr durchgedrungen zu sein.

Zwei Wochen später sah ich sie wieder.

»Wie geht es Ihnen? Haben Sie Schmerzen gehabt nach dem Eingriff oder Blutungen?«, erkundigte ich mich.

»Ich war noch nicht dort.«

»Was soll das heißen?«

»Ich bin nicht dort hingegangen.«

»Sie sind noch schwanger?«

Sie nickte leicht.

»Haben Sie es sich anders überlegt?«

Sie schüttelte den Kopf.

Ich fragte mich, ob sie irgendwann mal mit mir reden würde. Dann schnappte ich mir meine Schwangerschaftsscheibe und rechnete flugs nach, dass Keira bereits Ende der zehnten Woche war.

»Jetzt wird es aber Zeit«, sagte ich und wurde wirklich nervös.

Denn je später in der Schwangerschaft die Ausschabung durchgeführt wird, desto weicher ist die Gebärmutter und umso größer die Gefahr einer Verletzung. Und wenn diese junge Dame hier weiterhin so träumerisch durchs Leben geisterte, war fraglich, ob sie die ganze Prozedur überhaupt noch innerhalb von zwei Wochen hinter sich brachte.

»Ich habe diesen Zettel verloren.«

»Welchen der beiden?«

»Waren es zwei?«

Ich seufzte und gab ihr noch einmal die Überweisungen mit.

»Sie müssen sich beeilen mit der Beratung. Ohne Beratung kein Eingriff, das ist Gesetz.«

Sie nickte und verschwand auf leisen Sohlen.

Und dann kam sie zum vierten Mal.

»Können Sie mal nachsehen, ob es noch lebt?«, fragte sie, kaum war sie durch die Tür.

»Waren Sie denn immer noch nicht bei der Ausschabung?«

»Nein.«

»Und wieso sollte es dann nicht mehr leben?«

»Ich hab was gemacht.«

Ich konnte nicht glauben, was sie da andeutete.

»Sie haben was gemacht?«, fragte ich alarmiert.

Keira sah verstockt auf den Boden und presste die Lippen zusammen.

»*Was* haben Sie gemacht?« Ich war etwas lauter geworden als beabsichtigt. Aber ich bekam es plötzlich mit der Angst. Was könnte dieser autistisch anmutenden jungen Frau nur eingefallen sein?

»Sag ich nicht.«

Mir blieb die Spucke weg.

Ich sah Demi Moore in dem Film »Haus der stummen Schreie« vor mir. Sah lange Stricknadeln und verblutende Frauen, gefährliche Infektionen, drohenden Tod.

»Was haben Sie gemacht? Sagen Sie es mir«, fuhr ich sie an.

Am liebsten hätte ich das Mädel am Kragen gepackt. Aber sie blieb stur. Vielleicht schämte sie sich auch.

»Nein.«

»Sie sagen mir jetzt sofort, was Sie angestellt haben.«

Meine Stimme hatte einen drohenden Klang angenommen.

»Oder was?«

Wie konnte man nur so verstockt sein? Ich atmete tief durch und wusste mir nicht anders zu helfen als durch eine Erpressung.

»Oder ich mache den Ultraschall nicht.«

Ich kam mir selbst lächerlich vor, aber ich musste wissen, was sie angestellt hatte. Stricknadelverletzungen können aufhören zu bluten, aber schwere, innere Verletzungen verursachen. Was, wenn ich sie gehen ließe und sie bräche eine paar Tage später mit einer Bauchfellentzündung zusammen?

Ich sah ihr wütend ins Gesicht und erkannte plötzlich, dass sie Hilfe brauchte, keine Schelte. Sie hatte fürchterliche Angst. Also änderte ich die Tonart. Wenn ich mit Autorität nicht weiterkam, dann musste ich es noch mal mit gutem Zureden versuchen.

»Sagen Sie es mir«, gurrte ich fürsorglich. »Es passiert Ihnen auch nichts. Es ist nur zu Ihrer eigenen Sicherheit. Haben Sie sich vielleicht verletzt?«

»Nein.«

Sie zögerte und schlug die Augen nieder.

»Ich habe eine energetische Abtreibung gemacht.«

»Eine was?«

»Eine energetische Abtreibung.«

»Was ist das denn?«

»Ich hab meine ganze Lebensenergie darauf konzentriert,

270

das Kind in mir zu töten. Mehrmals am Tag. Und jetzt will ich wissen, ob es noch lebt.«

Das war alles?

Meine Wut fiel zu einem lächerlichen Häufchen zusammen.

Ich musterte Keira genauer.

Ich war mir nicht sicher, ob ihr ihre Aktion leidtat oder ob sie nur sichergehen wollte, dass das Kind auch wirklich tot war. Ich wusste einfach nicht, was sie wollte. Aber sie anscheinend auch nicht. Diese Unentschiedenheit machte mich fertig. Es war immerhin der vorletzte Tag, an dem eine legale Abtreibung noch möglich war. Andererseits war ich total erleichtert, dass sie sich nicht ernsthaft verletzt hatte.

»Dann sehe ich doch mal nach«, sagte ich, plötzlich sehr großmütig geworden.

Auf dem Monitor blinkte mir, völlig unbeeindruckt vom Willen und der negativen Energie seiner Mutter, fröhlich das Herzchen des Kleinen entgegen. Ich wunderte mich, wie erleichtert ich war. Hatte ich diesen esoterischen Hokuspokus etwa für wirksam gehalten?

»Es lebt noch«, verkündete ich.

»Danke«, sagte Keira knapp, kletterte vom Untersuchungsstuhl und verließ wortlos mein Sprechzimmer.

Sie kam nie wieder in die Praxis.

Kein Wunder, ich hatte sie auch nicht gerade mit Samthandschuhen angefasst. Aber woher hätte ich denn wissen sollen, was sie getan hatte, ich kann schließlich keine Gedanken lesen. Bin ich Hellseherin oder was? Dass es nur eine harmlose Esoterik-Übung war, konnte doch kein Mensch ahnen. Und ich war nur so heftig geworden aus

Sorge um sie. Klar, in ihren Augen hatte ich überreagiert. Wahrscheinlich grollte sie mir und saß schmollend irgendwo in einer Ecke. Hatte ich also mal wieder gnadenlos versagt? Vielleicht.

Aber womöglich war meine Wut auch gar nicht so verkehrt gewesen. Vielleicht hatte Keira einfach nur jemanden gebraucht, dem sie die Stirn bieten konnte, um sich *für* das Kind zu entscheiden.

Eine ungewollte Schwangerschaft ist aber nicht in jedem Fall nur schrecklich oder unpraktisch. Sie gehört traditionsgemäß zu den Waffen einer Frau, wenn es darum geht, einen Kerl an sich zu binden. Allerdings ist es heutzutage ein wenig aus der Mode gekommen, ein junges Mädchen, das geschwängert wurde, flugs zu heiraten. Deshalb scheint neuerdings nicht mehr die Schwangerschaft an sich, sondern ihr Abbruch eine geeignete Erpressungsmethode zu sein. Das ist jetzt keine wilde These, die ich aus reiner Willkür aufstelle. Nein, diese Beobachtung machte ich bei einer blutjungen Patientin von mir.

Sie war Schülerin und sah aus wie ein kleiner Engel, als sie in mein Sprechzimmer kam. Ihre weißblonden Locken hingen ihr keck ins Gesicht, und ihr Mund war – kein Klischee – tatsächlich herzförmig. Sie war vierzehn Jahre alt, sehr zart und schmächtig. Keine von der Sorte, die in der achten Klasse schon aussehen wie eine erfahrene Kosmetikfachverkäuferin.

»Ich brauche die Pille«, sagte sie, und ich staunte.

Sind ja immer früher dran, die Mädchen heutzutage.

»Wann hattest du denn deine letzte Regel?«

»Gar nicht.«

»Du hast deine Tage noch nicht? Dann brauchst du auch keine Pille.«

Ich meine, ich kann ja verstehen, wenn Mädchen gern erwachsen sein wollen. Ich finde es auch nicht blöd, um nicht zu sagen sogar clever, wenn eine sich bereits *vor* dem ersten Mal mit der Pille ausstattet. Nichts ist unerfreulicher für alle Beteiligten als eine Teenagerschwangerschaft. Aber das alles in die Wege zu leiten, bevor überhaupt eine Empfängnisfähigkeit besteht, fand ich dann doch irgendwie übertrieben.

»Können Sie mich nicht wenigstens untersuchen?«

Ich kannte kaum Frauen und noch viel weniger junge Mädchen, die sich freiwillig auf einen Gyn-Stuhl gesetzt hätten. Aber dieser kleine Engel hier schien geradezu darauf erpicht zu sein.

Um sie nicht vollends zu enttäuschen, würde ich sie also untersuchen. Da es mir ein Anliegen war, jungen Mädchen die Angst vor der Untersuchung zu nehmen, redete ich dabei unentwegt mit ihr und erklärte jeden Handgriff, den ich ausführte.

»Ist es so auch bei einer Abtreibung?«, unterbrach sie mich.

»Bei einer Abtreibung? Nein. Das ist schon etwas anderes.«

Was hatte die Kleine nur für morbide Gedanken.

»Aber wie geht sie denn vor sich, so eine Abtreibung? Da muss man doch auch auf so einen Stuhl rauf, oder? Und was machen Sie dann?«

Sie lag vor mir auf dem Rücken und durchbohrte mich mit ihren Blicken. Irgendwie war mir das alles nicht so ganz geheuer.

»Wozu willst du das denn so genau wissen? Sobald du deine Tage hast und einen lieben Freund, dann kommst du wieder, und ich werde dir die Pille verschreiben. Du brauchst keine Angst zu haben, schwanger zu werden.«

»Aber ich hab doch schon einen Freund.«

Hörte ich da einen gewissen Stolz heraus?

»Ach so. Wie schön.«

»Aber jetzt hat er plötzlich weniger Interesse an mir.«

Sie machte einen kleinen, herzförmigen Schmollmund.

»Dabei habe ich immer mit ihm geschlafen, wenn er wollte.«

»Du hast mit ihm geschlafen?«

Wie verdreht war das denn? Da hatten die Mädels heutzutage erst Sex und dann ihre Tage anstatt umgekehrt? Auf die Gefahr hin, als vollkommen altmodisch rüberzukommen, muss ich zugeben: Ich war wirklich entsetzt.

»Ja, aber jetzt will er nichts mehr von mir. Da habe ich ihm gesagt, ich sei schwanger von ihm.«

»Wie bitte? Das geht doch gar nicht«, stellte ich klar. »Du kannst gar nicht schwanger werden, solange du deine Periode nicht hast.«

Was war das nur für eine verrückte Geschichte?

»Davon versteht *er* doch nichts. Ich hab ihm gesagt, ich würde ihm zuliebe eine Abtreibung vornehmen lassen, damit er bei mir bleibt. Und jetzt sitzt er draußen im Wartezimmer und denkt, Sie machen das gerade.«

»Er ist hier? Jetzt?«

»Ja. Und wenn ich aus Ihrem Zimmer hier rauskomme, dann muss ich ihm doch erzählen, wie es war und was genau Sie gemacht haben und so.«

»Du spinnst«, hätte ich am liebsten gesagt und fragte stattdessen:

»Du willst ihn wirklich anlügen?«

»Ich muss es ihm so glaubhaft wie möglich beschreiben. Damit er Mitleid hat. Und damit er mich nicht verlässt.«

Sie richtete ihre riesigen blauen Augen auf mich und sah mich erwartungsvoll an. Sie hatte wirklich großes Vertrauen in mich. Zweifel, dass ich mich nicht von ihr zur Komplizin machen lassen würde, schienen ihr nicht zu kommen.

Ich war sprachlos, und das ist nicht gerade typisch für mich.

Vor mir lag, mit gespreizten Hühnerschenkelchen, die perfekteste Intrigantin seit Glenn Close in dem Film »Gefährliche Liebschaften«. Hinter dieser Engelsstirn tobte bereits ein blutiger Geschlechterkampf. Sie würde die Männerwelt das Fürchten lehren, so viel war klar.

»Ich denke nicht, dass das die Art ist, wie du deinen Freund für dich gewinnen kannst«, sagte ich endlich und war mir meiner Einmischung durchaus bewusst. »Aber das ist natürlich deine Sache. Im Übrigen werde ich dir bei deiner kleinen Komödie nicht behilflich sein. Solltest du allerdings einmal wirklich in eine Notlage geraten, kannst du auf mich zählen. Ich werde dir alles erklären und jede deiner Fragen beantworten.«

Natürlich fand sie das gar nicht toll.

Sie kletterte verstimmt vom Untersuchungsstuhl herunter, zog sich maulend an und warf mir im Hinausgehen einen tödlichen Blick zu.

Ich sah ihr kopfschüttelnd hinterher.

War das zu fassen?

Meine Gedanken, hätte ich sie ausgesprochen, klangen

wie der Abgesang einer alten Greisin auf die verdorbene Jugend von heute und auf die nachlassenden Tugenden wie Vertrauen und Ehrlichkeit.

Aber hatte ich denn ein Recht zu urteilen? Konnte ich mich überhaupt noch an meine erste große Liebe, die Verwirrung und den unerträglichen Herzschmerz erinnern, als sie zu Ende war? Und an die Energie, mit der so manche meiner Freundinnen alles, wirklich alles tun wollte, um den Geliebten zurückzugewinnen?

Ich schüttelte noch immer den Kopf, musste aber doch lächeln, als ich die Krankenkarte dieser theatralischen kleinen Femme fatale zuklappte.

ÜBERMUT TUT SELTEN GUT

»Er ist wirklich der Beste auf seinem Gebiet!«

»Sie ist eine wahre Koryphäe!«

Das sind Dinge, die jeder gern über seinen Arzt oder seine Ärztin hört. Denn man geht ja nur zu den Besten, holt mindestens *eine* zweite Meinung ein und sichert sich bei mehreren Ärztelisten im Internet ab, bevor man die Tür zu einer Praxis oder einem Krankenhaus aufstößt.

Nicht nur Super-Nannys, Super-Models und Super-Stars sind gefragt, sondern jeder sucht auch noch einen Super-Arzt. Ich habe da überhaupt keine Chance. Ich bin keine Halbgöttin in Weiß, und ich bin mir dessen stets bewusst.

Aber ist es nicht irgendwie merkwürdig, dass mir häufig nur die schlimmen Geschichten einfallen, wenn ich nach Anekdoten gefragt werde? Dass ich mich zumeist nur an das eigene Versagen oder die großen Patientendramen erinnere und all das Gute, das ich bewirken konnte, die unspektakulären Heilungen und Behandlungen einfach vergesse?

In der Realität sieht natürlich alles ganz anders aus.

Es passiert eher selten, dass Leute an der Narkose sterben.

Bei der Geburt verbluten nur zwei von hunderttausend Frauen.

Und dass ein falscher Eierstock entfernt wird, kommt

nur in Einzelfällen vor. Das sind Ausnahmen. Zudem sind nicht alle Ärztinnen so drauf wie ich. Sie können sich also beruhigen und ganz entspannt Ihren nächsten Vorsorgetermin wahrnehmen. Aber zwei Dinge, die wollte ich hier trotzdem unbedingt noch loswerden:

Erstens: Wo gehobelt wird, fallen auch Späne.

Zweitens: Ärzte/innen sind auch nur Menschen.

Die Medizin ist entgegen anders lautender Annahmen keine exakte Wissenschaft. Und der Mensch ist ein noch immer nicht bis ins Letzte erforschtes Wunderwerk. Wie sonst sollte man die Spontanheilungen nach Krebs erklären? Oder die Tatsache, dass unfruchtbare Paare kurz vor Beginn der künstlichen Befruchtung ganz von allein schwanger werden?

Mediziner, die behaupten, sie wüssten alles und könnten alles, und die einem das Blaue vom Himmel versprechen, leben gefährlich. Auch sie fallen früher oder später auf die Schnauze. In der Medizin ist es wie im richtigen Leben. Wer viel isst, der erstickt vielleicht an einer Bratwurst. Wer schnell Auto fährt, rast womöglich gegen eine Leitplanke, und wer mit scharfen Messern hantiert, schneidet sich auch mal selbst in den Finger. Das wird gerne vergessen.

Neulich war ich auf einem fünfundsiebzigsten Geburtstag. Es war ein riesiger Empfang mit lauter Freunden und Arbeitskollegen des Jubilars. Er wurde geehrt für all die Dinge, die er in seinem Leben geschafft hatte: Bücher, die er geschrieben, Spendenkonvois, die er organisiert, und eine Kirche, die er gebaut hatte. Es interessierte niemanden, dass er seine Doktorarbeit abgebrochen, sich mit Aktien verspekuliert oder hin und wieder einen furchtbaren Wutanfall gehabt hatte.

Ich fand das wunderbar.

In trüben Momenten, wenn ich das Gefühl bekomme, bei der einen oder anderen Patientin versagt zu haben, nicht mein Bestes gegeben oder gar einen Fehler begangen zu haben, versuche ich mir klarzumachen, dass alles seine zwei Seiten hat. Auch ich. Dass da draußen über fünfhundert Kinder herumlaufen, deren Geburt ich nicht vermasselt habe. Frauen, deren Infektion ich zügig und effektiv behandelt habe. Krebserkrankungen, die ich nicht übersehen, sondern in einem Frühstadium erkannt habe.

Aber irren ist menschlich. Leider.

In einem meiner Nachtdienste ist mir natürlich auch so ein idiotischer, vollkommen überflüssiger und vermeidbarer Fehler passiert. Ich hatte damals viele Dienste übernommen, weil ein Kollege zur Kur war. Manchmal zwei in einer Woche. So ein Dienst schloss sich an einen normalen Arbeitstag an und dauerte noch mal sechzehn Stunden. In den frühen Morgenstunden gab es immer diese Phase, da die Müdigkeit so groß wurde, dass ich gar nichts mehr fühlte und nur noch wie ein Zombie durch die dunklen Krankenhausgänge wanderte.

In jener Nacht war ich von meinem internistischen Kollegen angepiept worden, der mich bat, eine Patientin mit Bauchweh anzusehen. Mal wieder. Er hatte Darmprobleme ausgeschlossen und wälzte sie nun auf meinen Patientenstapel ab. Es war zwei Uhr früh, ich war todmüde und stellte bei der jungen Frau einen Harnwegsinfekt fest. Ich verschrieb ihr ein Antibiotikum, aber kaum war sie weg, hatte ich plötzlich dieses ungute Gefühl. Mir war, als hätte ich etwas übersehen. Mein Unterbewusstsein funkte kaum verschlüsselte Notsignale, sodass ich schließlich den Erste-Hilfe-Zettel noch einmal genau durchsah. Und erst da fiel mir die Randnotiz meines Kollegen auf, der schräg an der Seite in seiner üblichen Sauklaue vermerkt hatte: Penicillin- und Sulfonamid-Allergie!

Und was hatte ich der Kleinen gerade verschrieben? Sulfonamide. Na bravo.

Ich rief in der Nachtapotheke an, aber die Patientin war samt Antibiotikum schon auf und davon. Ich rief ihr Handy an, aber es war abgestellt. Ich schaltete die Polizei ein, die ihre Tür aufbrach, um sie im Fall eines allergischen Schocks noch rechtzeitig zu finden. Vielleicht lag sie im Flur, in ihrem eigenen Erbrochenen, und rührte sich nicht. Ich stellte mir vor, was ich tun würde, wenn die junge Frau durch meine Schuld sterben würde, und ich wusste es nicht. Mein Gehirn wollte diese Möglichkeit gar nicht zulassen, doch irgendwo tief in meinem Inneren war mir klar, dass mein Schicksal unwiederbringlich an das ihre gekoppelt war: Sollte es mit ihr vorbei sein, dann war es auch mit mir als Ärztin vorbei. Ich würde alles hinschmeißen. Und natürlich würde ich trotzdem niemals wieder in den Spiegel sehen können.

Aber zum Glück lag sie dann doch nicht dort.

Also rief ich morgens um vier ihre Mutter in Nieder-bayern an und fragte sie nach der Allergie.

Nierenversagen, das habe ihre Tochter damals gehabt, erzählte sie mir unter Gähnen. Super. Zwar würde meine Patientin keinen tödlichen allergischen Schock erleiden, brauchte dafür aber schlimmstenfalls neue Nieren? Da konnte nur noch das Radio helfen. Wir starteten eine dringende Durchsage, die junge Dame solle sich sofort wieder in der Klinik melden. Dann hieß es warten.

Es war schrecklich.

Ich konnte nichts weiter tun. Konnte nur dasitzen und hoffen, dass sie noch früh genug hier eintreffen würde, bevor sie die ganze Packung geschluckt hatte und ihre Nieren den Geist aufgaben.

In der Früh um sechs rief ich dann meinen Chef an und kroch bei ihm zu Kreuze. Ich berichtete von dem Chaos, das meiner Unaufmerksamkeit gefolgt war. Von der Polizei, der Mutter, dem Radio. Ich erwartete ein Riesendonnerwetter und hätte mich nicht gewundert, wenn ich sofort gefeuert worden wäre.

Aber mein Chef blieb erstaunlich gefasst.

»Sie haben Ihren Fehler erkannt und sofort gehandelt. Sie haben ihn nicht vertuscht oder ignoriert nach dem Motto: Augen zu und durch. Sie haben getan, was in Ihrer Macht stand, um die Folgen für Ihre Patientin so gering wie möglich zu halten. Das haben Sie gut gemacht.«

Hatte ich mich verhört?

Nein. Er war zwar streng, aber durchaus weise, mein Chef.

Und die Geschichte ging tatsächlich gut aus:

Die junge Frau hat sich nach der Radiodurchsage, die sie nach einer durchtanzten Nacht gehört hatte, vor Schreck den Finger in den Hals gesteckt und das Antibiotikum erbrochen. Sie meldete sich in der Notaufnahme und bekam ein anderes Mittel, auf das sie keine Allergie hatte. Dann zog sie stinksauer, aber mit intakter Nierenfunktion wieder ab. Und ich, ich habe mich geschämt.

Nicht zum ersten und nicht zum letzten Mal. Zurück blieb das Erschrecken, das Leben einer Patientin allein durch Schusseligkeit aufs Spiel gesetzt zu haben, und das sichere Gefühl, dass mir so etwas wohl niemals wieder passieren wird.

Ich habe aber nicht nur aus Versehen das falsche Medikament verschrieben. Ich habe auch schon mal mit Absicht *gar keins* gegeben.

Gegen Ende meiner Klinikzeit beispielsweise. Da machte ich wieder einmal Visite mit meinem Chefarzt. Frau Taft, eine Privatpatientin mit schwarzen Locken, blauen Augen, Sommersprossen und einem ästhetischen Giraffenhals, hatte tags zuvor einen ebenso schwarzhaarigen kleinen Jungen bekommen. Nun wollte sie nach Hause zu Mann und ihrer zweijährigen Tochter. Der Chefarzt drückte auf ihrem Bauch herum und zog dann unzufrieden seine Hand wieder zurück.

»Nein, so geht das wirklich nicht. Ihre Gebärmutter hat sich noch nicht genügend zurückgebildet. Meine Assistentin hier«, er zeigte auf mich, »wird Ihnen gleich etwas Methergin vorbeibringen.«

»Methergin?«

»Jetzt gucken Sie doch nicht so erschrocken.«

»Bitte nicht, nein, kein Methergin! Das habe ich nach der ersten Entbindung bekommen, und dann blieb die Milch weg.«

»Papperlapapp. Davon bleibt doch die Milch nicht weg.«

»Ich möchte diesmal so gern stillen. Bitte!«

»Wollen Sie nun nach Hause oder nicht?«, fragte der Chefarzt streng.

Frau Taft nickte stumm.

»Na also. Dann nehmen Sie die Tropfen, und wenn morgen bei der Untersuchung mit Ihrem Bauch alles in Ordnung ist, können Sie gehen. Einverstanden?«

Frau Taft sah nicht gerade glücklich aus. Aber mein Chef wartete ihre Antwort erst gar nicht ab, sondern verließ schnurstracks das Zimmer.

Kurze Zeit später stand ich mit den Tropfen in der Hand an ihrem Bett.

»Ist es das? Das Methergin?«

»Ja, das sind die Tropfen.«

»Ich will sie nicht.«

»Ich weiß. Aber Sie haben den Chefarzt gehört.«

»Ich will nach Hause.«

»Hm.«

»Gibt es denn gar keinen anderen Weg?«

»Na, na. Nicht weinen! Ich hätte da eine Idee.«

»Ja?«

»Haben Sie den Kleinen heute schon angelegt?«

»Naja, noch nicht. Er schläft noch.«

»Also, hören Sie mir zu. Wenn Sie ohne diese Tropfen hier rauswollen, dann müssen Sie die Sache gezielt angehen. Sie müssen Ihren Sohnemann alle zwei Stunden anlegen. Auch wenn gar nicht viel Milch kommt. Oder gerade dann. Das Anlegen stimuliert die Milchproduktion, und durch das Genuckel zieht sich reflektorisch die Gebärmutter zusammen.«

»Tut das weh?«

»Wenn es nicht wehtut, wirkt es nicht. Man nennt das auch Nach-*Weh*-en.«

»Also gut. Ich werde es versuchen.«

»Versuchen reicht nicht. Sie müssen das durchziehen. Wenn ich Ihnen kein Methergin gebe, dann muss ich mich auf Sie verlassen können. Sonst wird das nichts mit Ihrer Gebärmutter: *Sie* kommen nicht nach Hause, und *ich* komme in Teufels Küche.« Ich lächelte sie an. »Sie schaffen das.«

»Gut. Dann werde ich den Kleinen mal wecken«, sagte Frau Taft und kroch aus dem Bett.

»Ich schau dann am Nachmittag wieder rein.«

Ich kannte das Problem und konnte sie gut verstehen. Bei meinem zweiten Kind war ich ganz ähnlich drauf. Da kam auch am ersten Tag nach der Entbindung die Stationsärztin ins Zimmer, in der Hand eine glitzernde Spritze.

»Ich gebe Ihnen mal ein bisschen Kontraktionsmittel. Das wird die Rückbildung unterstützen«, sagte sie, während sie sich schon über mich beugte.

»Nichts werden Sie«, fuhr ich die junge Ärztin an. »Ich will Ihr Kontraktionsmittel nicht. Ich habe Nachwehen, dass es sich anfühlt, als käme da noch ein Zwilling raus. Bis morgen ist meine Gebärmutter wieder apfelsinengroß, das schwör ich Ihnen. Also nehmen Sie Ihre Spritze lieber gleich wieder mit.«

Und natürlich war am nächsten Tag keine Rede mehr vom Kontraktionsmittel. Alles gut, alles paletti.

Als ich Frau Taft am Nachmittag wieder die Hand auflegte, war ihre Gebärmutter etwas fester geworden und so groß wie eine Honigmelone. Zugegeben, Pampelmusengröße wäre geradezu ideal gewesen, aber allein auf die Festigkeit kam es an.

»Weiter so«, sagte ich zu ihr wie ein Trainer zu seiner Leistungssportlerin. »Noch eine Nacht lang Nachwehen, und die Sache ist geritzt.«

Am nächsten Morgen machte mein Chef die Abschlussuntersuchung, noch bevor er im OP verschwand. Er sah sich ihre Brüste an, den Dammriss, und zuletzt legte er ihr die Hand auf den Bauch.

Wir hielten beide den Atem an.

Würde sich die Gebärmutter allein durch die Nachwehen und das Anlegen so weit zurückgebildet haben, dass es seinen Vorstellungen entsprach? Und war sie fest genug? Als er seinen Eintrag in den Mutterpass machte, reckte Frau Taft ihren langen Hals noch weiter, um ihm über die Schulter zu sehen.

»Das sieht ja alles bestens aus«, sagte er und unterschrieb.

Frau Taft strahlte mich hinter seinem Rücken an, und ich zwinkerte ihr zu.

»Danke«, sagte sie später beim Abschied zu mir, und wir trennten uns wie zwei Verschwörerinnen.

Natürlich hatte ich mich nicht gerade als zuverlässige Mitarbeiterin erwiesen, indem ich die Anweisung meines Chefarztes ignorierte. In seinen Augen wäre ich – hätte er davon erfahren – eine lausige Ärztin, das ist klar. Aber manchmal ist es kein Fehler, sich auf die Seite der Patienten zu schlagen, wenn man die Dinge im Auge behält, nicht übermütig oder selbstherrlich wird.

Und was meine anderen überflüssigen, gefährlichen oder peinlichen Schnitzer angeht, klammere ich mich an diesen einen, letzten, tröstenden Gedanken:

Wenn es wirklich so ist, dass man aus seinen Fehlern lernt, dann müsste ich, nach all dem Zeug, das ich im Laufe meiner Karriere verbockt habe, irgendwann doch eine *phantastische* Ärztin sein.

Oder?

DANKSAGUNG

Ich danke meiner Lektorin Angela Kuepper für die inspirierende Zusammenarbeit und meiner Agentin Regina Seitz für ihren unermüdlichen Einsatz. Ich danke Sabine Cramer, dass sie an mich geglaubt hat, und Anne Wiedemeyer für ihre gute Betreuung.

Ich danke meinen ehemaligen Chefärztinnen und Chefärzten, meinen Oberärztinnen und Oberärzten, meinen Kolleginnen und -kollegen in Klinik und Praxis sowie allen Praxisassistentinnen für Ausbildung und Inspiration in oft jahrelanger Zusammenarbeit.

Vor allem aber danke ich meinen Patientinnen, die mich zu der Ärztin gemacht haben, die ich heute bin. Alle hier geschilderten Begebenheiten sind wirklich geschehen, nur die Personen und Orte habe ich aus persönlichkeitsrechtlichen Gründen verfremdet. Jede beschriebene Schwangere steht stellvertretend für die tausend Schwangeren, die täglich in ganz Deutschland entbinden, jede misshandelte oder missbrauchte Frau mahnt an all die täglich misshandelten und missbrauchten Frauen und Kinder in diesem Land, und jeder Tod steht für alle anderen Verstorbenen hier und auf der ganzen Welt.